Die 10 Säulen der gesunden Ernährung

Gesund leben durch richtige Ernährung

Wie Sie Immunsystem, Gefäße, Darm und Gehirn stärken und so gesund werden wie nie zuvor! Inkl. leckere und schnelle Rezepte

Haftung für externe Links

Unser Angebot enthält Links zu externen Websites Dritter, auf deren Inhalte wir keinen Einfluss haben. Deshalb können wir für diese fremden Inhalte auch keine Gewähr übernehmen. Für die Inhalte der verlinkten Seiten ist stets der jeweilige Anbieter oder Betreiber der Seiten verantwortlich. Die verlinkten Seiten wurden zum Zeitpunkt der Verlinkung auf mögliche Rechtsverstöße überprüft. Rechtswidrige Inhalte waren zum Zeitpunkt der Verlinkung nicht erkennbar.

"Books-World" (BW)

Bei „Books World" dreht sich alles um herausragende und hochqualitative Sach-Bücher, die Ihr Leben einfacher und lebenswerter machen.

Spannende Fakten, bahnbrechende Praxistipps und die aktuellsten wissenschaftlichen Erkenntnisse zu den Themen, die Sie am brennendsten interessieren – leicht verständlich und professionell aufbereitet.

Die Zufriedenheit und der Erfolg unserer Kunden steht bei uns von „Books World" selbstverständlich schon immer an oberster Stelle!

Durch unsere langjährige Erfahrung im Verlagswesen können wir Tag für Tag sicherstellen, dass es unter unserem Namen nur erstklassige Ratgeber mit dem größtmöglichen Mehrwert für Sie auf den Markt schaffen.

Das bedeutet, dass wir in enger Zusammenarbeit mit den besten Experten und sorgfältig ausgewählten Fach-Autoren stehen, die ihr wertvolles Wissen in unseren nützlichen Ratgebern an Sie weitergeben!

Wenn Sie also unser „Books World" Logo entdecken, können Sie sich darauf verlassen, ein gewissenhaft zusammengestelltes Meisterwerk randvoll mit exklusivem Expertenwissen vor sich zu haben.

Originale Zweitauflage 20201
Copyright © by FitMax & Books-World
Independently published | ISBN: 9798503904949
Druck/Auslieferung: Amazon oder eine Tochtergesellschaft

Weitere Informationen über uns und unsere Kooperationen erhalten
Sie auf unserer Autorenseite bei Amazon.

Jetzt ganz einfach den QR-Code per Smartphone scannen oder auf den
Link klicken. Alternativ können Sie den Link auch bei Ihrem Browser
im Tab eingeben.

https://t1p.de/c7ua

„Wir freuen uns auf Ihren Besuch"

Über FitMax

Ihre Gesundheit liegt uns am Herzen! Das professionelle Team von Fit-Max vereint langjährigen Erfahrungsschatz verschiedenster Experten in handlichen Ratgebern, bei denen Spannung und leicht verständliche Aufbereitung im Vordergrund stehen. Mit unseren Gesundheits- und Fitnessbüchern lesen Sie nicht nur ein Buch, Sie leben es! Wenn Sie mit Fit-Max langweilige, dicke Fachbücher erwarten, bei denen Sie schon beim Aufschlagen einschlafen, sind Sie bei uns falsch. Hier erwarten Sie geballte Energiepäckchen, die Ihnen alle Ihre Fragen beantworten und gleichzeitig Freude bereiten.

Schritt für Schritt an die Hand genommen, führen wir Sie als Anfänger und Fortgeschrittener zu Ihrem persönlichen Ziel – damit Sie ab jetzt zur fittesten und besten Version Ihrer selbst werden!

Vorwort

Ein langes, glückliches und vor allem aktives Leben – wer träumt davon nicht? Wahrscheinlich stellen Sie sich nun aber folgende Frage: Habe ich das überhaupt selbst in der Hand? Bestimmen nicht viel mehr meine genetischen Veranlagungen, wie gesund und fit ich bin?

Die Wissenschaft ist sich sicher: Nein! Den Schlüssel für ein gesundes und aktives Leben haben wir SELBST in der Hand! Denn: Das Geheimnis eines gesunden Lebens liegt neben ausreichend Bewegung und einer bewussten Lebensführung (zu der beispielsweise der Verzicht auf Rauchen gehört) vor allem in der richtigen Ernährung. Aber wie sieht sie aus – die richtige Ernährung? Ich kann Ihnen an dieser Stelle bereits verraten: Mit der richtigen Ernährung ist es gar nicht so schwer, wie es für manche scheint. Ganz im Gegenteil: Mit dem richtigen Knowhow macht gesunde Ernährung sogar richtig Spaß!

Und auch mit einem weiteren Vorurteil kann ich an dieser Stelle direkt aufräumen: Nein, gesunde Ernährung muss NICHT teuer sein! Um sich gesund und ausgewogen zu ernähren, benötigen Sie weder exotische Lebensmittel noch irgendwelche teuren Nahrungsergänzungsmittel oder Medikamente, wie die Werbung uns dies oft weismachen möchte.

Worauf es bei der richtigen Ernährung für ein gesundes Leben WIRKLICH ankommt, werde ich Ihnen auf den nächsten Seiten zeigen. Dafür werfen wir unter anderem auch einen Blick auf andere Länder: Besonders in fünf Regionen unserer Welt, darunter Orte in Griechenland und Japan, leben die Menschen aufgrund ihrer Ernährung nämlich besonders lange und gesund. Was können wir daraus lernen? Welche Lebensmittel sind besonders gesund und gut für uns? Wie schaffe ich es, mich gesund zu ernähren?

Ich freue mich darauf, Ihnen auf den nächsten Seiten viele wertvolle Tipps und Tricks rund um die richtige Ernährung mit auf den Weg geben zu können, die Ihnen dabei helfen werden, ein gesundes Leben zu führen. Denn vergessen Sie nicht:

Gesundheit ist nicht alles, aber ohne Gesundheit ist alles nichts –
Arthur Schoppenhauer

🍳 INHALT

Du bist, was du isst?

„**D**u bist, was du isst" – diesen Spruch hat wohl jeder schon einmal irgendwann irgendwo gehört. Aber haben Sie sich auch schon einmal Gedanken darüber gemacht, was er eigentlich genau bedeutet? Was hinter diesen fünf kurzen und eher unscheinbar wirkenden Wörtern steckt? Ich kann Ihnen sagen: Dahinter steckt mehr, als Sie denken!

Im Grunde stehen diese fünf kurzen Wörter nämlich für eine ganze Lebensphilosophie. Sie stehen für den übermächtigen Einfluss unserer Ernährung auf unser Leben und ganz besonders unsere Gesundheit. Neben ausreichend Bewegung und einer bewussten Lebensführung hat nämlich nichts einen so großen Einfluss auf uns wie die Lebensmittel, die wir täglich zu uns nehmen. Alles, was unser Körper braucht, entnimmt er schließlich unserer Nahrung. Darauf baut alles auf. Im Grunde verhält es sich damit wie mit einem Hausbau: Natürlich kann man ein Haus auch mit minderwertigen Materialien bauen. Das Haus wird dann vielleicht etwas wackeliger und es sieht nicht so schön aus, aber vorerst wird man darin wohnen können.

Die Frage ist nur: Wie lange? Kann dieses wackelige Haus dem nächsten Sturm standhalten? Oder wird es zusammenbrechen? Wer sein Haus hingegen mit hochwertigen Materialien gebaut hat, braucht sich darum nicht zu sorgen: Das Haus ist stabil und es wird auch der stärksten Windböe standhalten. Auf lange Sicht gesehen lohnt es sich also, sein Haus mit hochwertigen Materialien zu bauen: Darin lebt man nämlich nicht nur sicherer, sondern man hat davon sicherlich auch länger was. Und so ähnlich ist es eben auch mit unserem Körper und den Nahrungsmitteln, die wir diesem zur Verfügung stellen.

Wer seinem Körper gesunde und reichhaltige Lebensmittel zur Verfügung stellt, der wird mit einem gesunden und starken Körper belohnt, der auch Krankheiten und Einflüssen von außen besser standhalten kann. Wer hingegen nicht auf die eigene Ernährung achtet und sich dauerhaft ungesund ernährt, der riskiert gesundheitliche Nebenwirkungen. Natürlich ist dieser Vergleich an der einen oder anderen Stelle etwas lückenhaft. Die Botschaft dahinter ist allerdings klar: Es lohnt sich, in den eigenen Körper zu „investieren" und diesen mit dem Bestmöglichen zu versorgen. Schließlich haben wir nur diesen einen Körper und dieses eine Leben!

Dieser kurze Spruch ist also nicht nur eine inhaltslose Floskel – nein! Er hat einen wahren Kern: Wer sich bewusst und richtig ernährt, der wird ein gesundes Leben führen. Wer die Ernährung hingegen nicht ernst nimmt, wird irgendwann die Rechnung zahlen müssen und mit körperlichen Beschwerden zu kämpfen haben. Dieser Zusammenhang ist mittlerweile übrigens auch wissenschaftlich erwiesen – aber mehr dazu später.

Ich werde Ihnen im Laufe dieses Buches nicht nur zeigen, was eine gesunde Ernährung ausmacht, sondern natürlich auch, wie Sie diese ganz einfach umsetzen und in Ihren Alltag integrieren können. Sie werden lernen, wie sich unsere Ernährung konkret auf unseren Körper und unsere Gesundheit auswirkt und wieso es uns die richtige Ernährung sogar möglich macht, nicht nur GESÜNDER, sondern auch LÄNGER zu leben! Außerdem werden wir uns am Schluss einigen Ernährungsmythen widmen: Was ist dran an ihnen? Sollte man wirklich immer auf den neuesten Zug aufspringen? Oder sollte man manche Trends doch lieber kritisch betrachten? Lernen Sie auf den nächsten Seiten alles rund um die richtige Ernährung und ein gesundes Leben. Ich kann Ihnen versprechen: Ihr Körper und Ihre Gesundheit werden es Ihnen danken!

Warum die richtige Ernährung das A und O ist

B evor wir uns im Detail damit beschäftigen, WIE gesunde Ernährung eigentlich aussieht, möchte ich Ihnen zeigen, und, warum es sich in jeder Hinsicht lohnt, sich bewusst und gesund zu ernähren. Eine weitverbreitete Fehlvorstellung unserer heutigen Gesellschaft: Viele Leute verbinden „gesund essen" direkt mit „abnehmen". Natürlich können purzelnde Pfunde ein netter Nebeneffekt gesunder Ernährung sein, allerdings bedeutet eine gesunde Ernährung so viel mehr. Gesunde Ernährung ist KEINE Diät. Diät bedeutet nämlich immer auch „Verzicht" – und genau darum geht es bei gesunder Ernährung ganz und gar nicht. Ganz im Gegenteil: Nichts schmeckt so gut wie frisch zubereitete, bunte Lebensmittel!

Wer sich gesund und ausgewogen ernährt, muss auf nichts verzichten. Gesunde Ernährung ist also nicht als Diät zu verstehen, sondern vielmehr als Lebensstil. Und zwar einer, der dem Körper alles gibt, was er benötigt, um so gesund, glücklich und fit wie möglich zu sein. Ihr Körper wird von einer gesunden Ernährung also in jeder Hinsicht profitieren, sowohl physisch als auch psychisch. Aber können Lebensmittel wirklich einen so großen Einfluss auf unser Leben haben? Die Antwort lautet: Ja! Am besten können Sie sich davon natürlich überzeugen, indem Sie es selbst ausprobieren (und glauben Sie mir: Sie werden tatsächlich schon sehr schnell einen Unterschied feststellen!). Vorab möchte ich Ihnen nun allerdings noch einige (unerwartete) Vorteile gesunder Ernährung vorstellen und Ihnen zeigen, wieso es sich in jedem Fall lohnt, es auszuprobieren.

DIE VORTEILE EINER GESUNDEN ERNÄHRUNG

Vorteil Nr. 1: Mit der richtigen Ernährung werden Sie fitter!

Dieser Vorteil liegt auf der Hand: Wer sich gesund ernährt und auch sonst einen gesunden Lebensstil pflegt, wird vor Energie nur so strotzen! Woran das liegt? Im Grunde ist es reine Biologie: In unseren Zellen verbergen sich nämlich Millionen kleine „Kraftwerke". Die Rede ist von den sogenannten Mitochondrien. Sie wandeln alle Nährstoffe, die wir über die Nahrung zu uns nehmen, in Energie um. Allerdings nur unter der Voraussetzung, dass sie die richtigen Nährstoffe erhalten. In Kombination mit einigen anderen Faktoren wie frische Luft und ausreichend Bewegung und Regeneration laufen die Mitochondrien zur Hochform auf und produzieren so wahnsinnig viel Energie. Und genau das bekommen wir dann auch zu spüren: Wir fühlen uns fitter, sind aktiver und haben ganz einfach mehr Energie.

Im Umkehrschluss bedeutet das aber natürlich auch, dass uns Energie fehlt und wir unglaublich kraft- und energielos werden, wenn wir unserem Körper NICHT die richtigen Nährstoffe zuführen. Als Beispiel kann hier der weitverbreitete Mangel an Magnesium genannt werden. Ein Mangel dieses Nährstoffs kann zu einem negativ beeinträchtigten Zellstoffwechsel führen und sich so negativ auf die Befindlichkeit des ganzen Körpers auswirken.

Die Message lautet deswegen: Sorgen Sie dafür, dass es Ihren Mitochondrien an nichts fehlt und diese mit allen wichtigen Nährstoffen versorgt sind. Dann werden Sie nämlich mit reichlich Energie belohnt, die Sie für Ihre Freizeitaktivitäten, Ihre Karriere oder andere schöne Dinge nutzen können.

Vorteil Nr. 2: Gutes Essen steigert Ihre Lebensqualität und macht gute Laune!

Tatsächlich ändert sich nach einer Ernährungsumstellung das Bewusstsein für den ganzen Körper. Man beginnt, viel achtsamer zu sein und Dinge zu genießen. Essen einfach wahllos und im Vorbeigehen in sich hineinstopfen? Das gehört der Vergangenheit an! Das neue Motto lautet: Genuss ist Trumpf! Sie werden lernen, gesundes Essen als Genuss zu empfinden – nicht nur für Ihre Geschmacksknospen, sondern für Ihren ganzen Körper. Sie werden schon bald merken, dass Sie sich immer wohler in Ihrer eigenen Haut fühlen. Und das steigert natürlich nicht nur die allgemeine Lebensqualität, sondern auch die Laune!

Ein gesundes und bewusstes Leben bringt unzählige Gelegenheiten mit sich, in denen unser Körper Glückshormone ausschüttet. Hauptsächlich gelingt dies über gesunde Lebensmittel, Bewegung und Sonnenlicht (Vitamin D!). All diese Dinge sorgen dafür, dass in unserem Körper sogenannte Endorphine freigesetzt werden, die für Entspannung, Wohlbefinden und Glücksgefühle sorgen.

Und raten Sie mal: Wer regelmäßig dafür sorgt, dass so viele Endorphine wie möglich freigesetzt werden können, wird ganz automatisch weniger Stress empfinden und darf sich über eine erhöhte kognitive Leistungsfähigkeit freuen. Und das steigert die Lebensqualität natürlich ungemein.

Vorteil Nr. 3: Wer gesund isst, braucht keine Diäten mehr!

Sagen Sie Diäten auf Nimmerwiedersehen – Sie werden dank Ihrer gesunden Ernährung nämlich in Zukunft keine mehr brauchen!

Immer mehr „Wunder-Diäten" werden in Frauen-Zeitschriften oder im Internet angepriesen. Doch die meisten Diäten bringen keinen langfristigen Erfolg. Oft kann man mit einer Diät zwar kurzfristig Gewicht verlieren, allerdings stellt sich nach einiger Zeit der sogenannte „Jo-Jo-Effekt" ein. Das heißt: Man nimmt nach Ende der Diät sofort wieder zu, manchmal sogar mehr als man abgenommen hat. Kein Wunder also, dass sich manche Menschen fast schon verzweifelt von einer Diät zur nächsten hangeln und dann aber doch immer nur Misserfolg und Enttäuschungen erleben.

Wer wirklich LANGFRISTIG abnehmen oder ganz einfach nur in Form kommen möchte, der sollte seine Ernährung dauerhaft umstellen. Natürlich geht es bei einer Ernährungsumstellung um weitaus mehr, als nur Gewicht zu verlieren – dennoch ist dies für viele Menschen ein wichtiger Faktor. Das Tolle an der richtigen Ernährung: Ihr Körper wird dabei ganz von alleine ein Gleichgewicht finden. Das bedeutet: Er wird Ihnen auch die ein oder andere Sünde (zum Beispiel ein Stück Schokolade oder ab und zu eine Pizza) verzeihen, wenn Sie sonst sorgsam mit ihm umgehen. Auf diese Art und Weise werden Sie langsam aber sicher Ihr persönliches Wohlfühlgewicht erreichen – und das ganz ohne Diät und ohne Verzicht!

Vorteil Nr. 4: Verabschieden Sie sich von Mangelerscheinungen

Oftmals bringen wir diverse körperliche Beschwerden gar nicht unbedingt mit unserer Ernährung in Verbindung – dabei können zum Beispiel Gliederschmerzen oder häufige Erkältungen ganz klar auf Mangelerscheinungen hinweisen. Zustande kommen diese durch die falsche Ernährung: Wer sich häufig von Fast Food, Tiefkühlkost, Fertiggerichten und Fertiggebäck ernährt, kann sich eigentlich fast sicher sein, dass sein Körper NICHT optimal mit Nähr- und Mineralstoffen und Vitaminen versorgt ist. Wer hingegen überwiegend selbst kocht und dabei auf viel frisches Obst und Gemüse zurückgreift, tut seinem Körper rundum etwas Gutes und beugt Mangelerscheinungen vor.

Vorteil Nr. 5: Gesundes Essen ist ein wahrer Motivationskick

Es ist ein Teufelskreis: Wer sich ungesund ernährt, fühlt sich oft träge und schwach. Die Konsequenz: Man verbringt viele Nachmittage faul auf der Couch und kann sich nicht aufraffen, sich zu bewegen oder gar Sport zu treiben. Dies führt wiederum dazu, dass unser Körper immer mehr ermüdet und man noch träger und schwächer wird. Der Teufelskreis schließt sich und beginnt von vorne.

Wie kann man diesem Teufelskreis nun am besten entkommen? Der Schlüssel hierzu ist – Sie können es wahrscheinlich bereits ahnen – die richtige Ernährung. Wer sich dafür entscheidet, sich selbst und seinem Körper etwas Gutes zu tun und sich vernünftig ernährt, der wird sich automatisch fitter fühlen. Der Körper bekommt mit Hilfe der richtigen Ernährung viel Energie. Und genau diese neugewonnene Energie sorgt für einen Motivationskick und hilft, dem ewigen Teufelskreis aus Tiefkühlfraß, Sportfaulheit und Chips zu entkommen. Sie fühlen sich durch die richtige Ernährung fitter und leistungsstärker. Körperliche Aktivitäten werden Ihnen dadurch viel leichter fallen und sogar Spaß machen.

Vorteil Nr. 6: Ihre Gesundheit wird es Ihnen danken!

Die richtige Ernährung ist essentiell für ein gesundes Leben, das steht außer Frage. Im weiteren Verlauf dieses Buches habe ich dem Thema „Körper und Ernährung" sogar ein ganzes Kapitel gewidmet – in diesem wird beschrieben, wie sich eine gesunde Ernährung auf wirklich jeden Teil des menschlichen Körpers positiv auswirken kann. Laut Ärzten sind mehr als 70 Prozent aller Erkrankungen nämlich ernährungsbedingt – ganz schön viel, oder? Vor allem das Risiko, an Herz-Kreislauf-Erkrankungen, Diabetes und Übergewicht zu leiden, reduziert sich enorm, wenn man sich für eine gesunde Ernährung entscheidet. Man kann also schlussfolgernd sagen: Unser körperliches Wohlbefinden liegt zu einem sehr großen Anteil in unserer eigenen Hand. Wir können AKTIV dazu beitragen, dass wir fit und gesund bleiben. Wer sich gesund und bewusst ernährt, minimiert das Risiko, krank zu werden und macht den eigenen Körper im Kampf gegen Krankheitserreger so stark wie möglich.

Auch lästige Arztbesuche können Sie durch die richtige Ernährung größtenteils vermeiden. Klar – Routineuntersuchungen bleiben Ihnen dadurch natürlich nicht erspart. Diese sind wichtig und sollten auch weiterhin regelmäßig durchgeführt werden. Gemeint sind vielmehr die Arztbesuche wegen ständigem Husten, Schnupfen oder Kopfschmerzen – gesunde Ernährung kann diese Symptome nämlich sehr zuverlässig lindern.

Vorteil Nr. 7: Gesund essen macht Spaß!

Wie stehen Sie persönlich zum Kochen oder Einkaufen? Für die einen ist es das pure Vergnügen, für die anderen eher eine lästige Last, die eben erledigt werden muss. Interessanterweise gibt es allerdings auch hier Zusammenhänge zwischen Menschen, die sich gesund ernähren und Menschen, denen ihre Ernährung egal ist. Dreimal dürfen Sie raten, wie dieser Zusammenhang wohl aussieht?! Richtig: Menschen, die sich gesund ernähren und sich intensiv mit Ernährung und Lebensmitteln auseinandersetzen, haben automatisch viel mehr Spaß am Kochen und Zubereiten von Mahlzeiten.

Und auch Sie werden plötzlich ungekannten Spaß am Einkaufen und Kochen entdecken – das kann ich Ihnen versprechen! Sie werden den Unterschied nicht nur SCHMECKEN, sondern auch riechen und fühlen. Seien Sie neugierig und probieren Sie neue Rezepte aus. Ihr Bewusstsein für die Vielfalt von Lebensmitteln wird innerhalb kürzester Zeit gestärkt. Und mit ersten Erfolgserlebnissen in der Küche kommt auch die Lust am Kochen wie von selbst.

Vorteil Nr. 8: Gut essen ist gesellig!

Dieser Vorteil ist längst kein Geheimnis mehr: Gutes Essen macht besonders viel Spaß, wenn man es teilt! In großer Runde wird aus einem einfachen Essen dann plötzlich viel mehr: Es wird zu einem Ritual. Gutes Essen sollte man also so oft wie möglich auch in guter Gesellschaft genießen, zum Beispiel mit Freunden oder der Familie. Schöne und vor allem gesellige Abende sind da bereits vorprogrammiert!

Vorteil Nr. 9: So macht Mode wieder Spaß!

Dass Sie dank gesunder Ernährung keine Diäten mehr nötig haben und TROTZDEM Ihr Traumgewicht erreichen können, habe ich bereits angesprochen. Ein weiterer Vorteil, der damit Hand in Hand geht: Sie werden dank einer tollen Figur den Spaß an der Mode wieder entdecken. Wer selbstbewusst ist und das, was er im Spiegel sieht, mag, der wird es auch lieben, mit Klamotten zu experimentieren. Und das Beste: Die Komplimente, die man Ihnen dafür machen wird, sind ein zusätzlicher Motivationskick, dem gesunden Lebensstil treu zu bleiben!

Vorteil Nr. 10: Sie werden besser schlafen und mehr leisten!

Wenn der eigene Körper rundum zufrieden ist und man diesen mit allem versorgt, was man so braucht, werden Sie auch direkt besser schlafen. Und wie wir alle wissen, ist ein gesunder und ruhiger Schlaf extrem wichtig. Er sorgt nämlich dafür, dass sich unser Körper über Nacht regenerieren kann und am nächsten Tag wieder topfit und leistungsfähig ist.

Vorteil Nr. 11: Ein jüngeres Äußeres

Sind wir mal ehrlich: Klar, die körperliche Gesundheit ist das wohl wichtigste Gut, das wir haben. Aber das Aussehen spielt eben doch auch eine Rolle. Zwar liegt Schönheit im Auge des Betrachters (und das ist auch gut so) – aber alt und krank möchte wohl niemand aussehen. Je älter man wird, desto mehr Gedanken macht man sich zu diesem Thema. Und spätestens ab dem 30. Lebensjahr ist es für die meisten Menschen ein echtes Kompliment, jünger geschätzt zu werden.

Die gute Nachricht: Wer gesund lebt, wird dieses Kompliment mit Sicherheit sehr oft zu hören bekommen. Denn: Eine schöne, glatte Haut, ein entspannter und glücklicher Gesichtsausdruck und eine sportliche Figur lassen uns direkt jünger wirken.

Die noch bessere Nachricht: Wir WIRKEN nicht nur jünger, sondern sind es tatsächlich auch! Zumindest auf der Ebene der Telomere. Telomere sitzen auf unseren Chromosomen und schützen diese vor äußeren

Umwelteinflüssen, die die Alterung voranschreiten lassen. Hört sich ziemlich kompliziert an, ist im Grunde aber ganz logisch: Es ist wissenschaftlich erwiesen, dass die Länge der Telomere mit unserer körperlichen Gesundheit und einer langsameren Alterung in Verbindung stehen. Je länger die Telomere – desto besser. Fazit: Wer also gesund lebt und sich richtig ernährt, hat längere Telomere und bleibt dementsprechend länger jung.

Vorteil Nr. 12: Positive Effekte auf die Karriere

Zugegeben: An diesen Vorteil denkt man beim Thema gesunde Ernährung wahrscheinlich nicht direkt als Erstes. Aber da ich Ihnen zu Beginn dieses Buches ja versprochen hatte, dass sich die richtige Ernährung auf ALL Ihre Lebensbereiche positiv auswirken wird, soll an dieser Stelle natürlich auch die Karriere angesprochen werden.

Und ja: Der Zusammenhang zwischen einem gesunden Lebensstil und dem beruflichen Erfolg ist wissenschaftlich erwiesen! Die Erklärung für dieses Phänomen erscheint einleuchtend: Gesunde, fitte Menschen hinterlassen ganz einfach einen überzeugenderen Eindruck bei ihren Mitmenschen. Unterbewusst signalisiert ein gesundes Erscheinungsbild nämlich: ICH habe mein Leben fest im Griff! Ganz automatisch strahlen wir dadurch auch direkt ein viel höheres Selbstbewusstsein aus.

Natürlich soll das jetzt nicht heißen, dass nur das Äußerliche darüber entscheidet, welche Position Sie im Unternehmen erhalten oder auch nicht. Es kommt hierbei nicht etwa auf ein Sixpack oder trainierte Oberschenkel an. Vielmehr bestimmt das „Gesamtpaket", wo wir beruflich stehen. Ein gesundes Auftreten kann dieses Gesamtpaket allerdings durchaus aufwerten. Und wie gesagt: Es geht hier nicht etwa um trainierte Muskeln. Nein, Gesundheit macht sich durch so viel mehr bemerkbar: Gesundheit zeigt sich in einem klaren Blick, einer aufrechten Körperhaltung, einem strahlenden Lächeln oder einem festen Händedruck. All diese Dinge signalisieren Ihrem Gegenüber: In Ihnen und Ihrem Körper steckt Power. Und das hat wiederum zur Folge, dass Ihnen Menschen mehr zutrauen werden und Sie in Ihrer Karriere insgesamt besser vorankommen werden.

Vorteil Nr. 13: Profitieren Sie von Bonusprogrammen

Dieser Vorteil steht bei den meisten Menschen mit Sicherheit nicht an erster Stelle, dennoch verdient er es, an dieser Stelle genannt zu werden. Wer nämlich gesund lebt, hat oftmals die Möglichkeit, Unterstützung in Form von Bonusprogrammen zu erhalten.

Immer mehr Arbeitgeber unterstützen den gesunden Lebensstil ihrer Mitarbeiter und sind bereit, dies finanziell zu belohnen, beispielsweise in Form von Zuschüssen zur gesunden Ernährung in der Mensa oder Beiträgen fürs Fitnessstudio oder andere Kurse. Manche Unternehmen bieten besonders fitnessbegeisterten Mitarbeitern sogar an, diesen einen Teil ihrer Arbeitszeit für Bewegung oder sportliche Betätigungen freizugeben. Tatsächlich beteiligen sich an solchen Programmen immer mehr Unternehmen in Deutschland. Sie haben nämlich eingesehen: Von gesunden und zufriedenen Mitarbeitern profitiert auch das Unternehmen. Ihr Arbeitgeber bietet noch keine Bonusprogramme dieser Form an? Dann seien Sie nicht traurig: Wer vom Arbeitgeber keine Förderung bekommt, kann sich über die Angebote der eigenen Krankenkasse informieren. Mittlerweile bieten zahlreiche Krankenkassen an, beispielsweise die Fitnessstudio-Mitgliedschaft, Gesundheitskurse oder regelmäßige Routineuntersuchungen mit einer Prämie zu honorieren. Aktiv sein kann sich also auch finanziell für Sie lohnen!

Vorteil Nr. 14: Bessere Selbstkontrolle

Was hat gesunde Ernährung denn mit Selbstkontrolle zu tun? Eine ganze Menge! Für einen gesunden Lebensstil werden Sie nämlich immer wieder Ihren inneren Schweinehund überwinden müssen. Gerade in der Anfangsphase wird Ihnen dieser regelmäßig begegnen und dabei sehr erbarmungslos sein. Der innere Schweinehund liebt nämlich

Bequemlichkeit und Fast Food. Die gute Nachricht: Je öfter es Ihnen gelingt, den inneren Schweinehund zu überwinden, desto leichter wird es Ihnen von Mal zu Mal fallen und desto mehr Selbstkontrolle gewinnen Sie dazu.

Zu viel Druck sollten Sie sich allerdings nicht machen. Es ist nämlich ganz normal, dass es uns vor allem am Anfang schwerfällt, Gewohnheiten zu verändern. Manchmal ist es auch überhaupt gar nicht möglich, diese von jetzt auf gleich zu verändern. Wichtig ist allerdings, dass Sie dranbleiben und Ihre Ziele nicht aus den Augen verlieren. Wer dranbleibt, wird nämlich auch belohnt. Früher oder später bilden sich nämlich Automatismen, das heißt: Wir machen uns ursprünglich neue oder ungewohnte Dinge zur Gewohnheit. Sie werden irgendwann kaum mehr darüber nachdenken, ob Sie nun zur Chipstüte oder zum knackigen Apfel greifen.

Insgesamt wird Ihnen diese regelmäßige Überwindung zu mehr Selbstkontrolle verhelfen – und davon profitieren Sie in jeder Lebenslage, nicht nur beruflich, sondern auch privat.

Vorteil Nr. 15: Höhere Lebenserwartung

Last but not least möchte ich Ihnen einen der erstaunlichsten Vorteile einer gesunden Ernährung vorstellen. Tatsächlich lebt man mit der richtigen Ernährung nämlich nicht nur gesünder, glücklicher und aktiver, sondern nachweislich auch LÄNGER. Das hat eine Studie der Harvard School of Public Health herausgefunden, im Rahmen derer über 78.000 Daten von Frauen und 44.000 Daten von Männern zusammengetragen wurden. Folgende Gewohnheiten tragen laut Untersuchung am meisten zu einem langen Leben bei:

1. Eine gesunde, ausgewogene Ernährung

2. Nichtrauchen

3. Mindestens 3,5 Stunden Bewegung wöchentlich

4. Wenig Alkohol

5. Möglichst kein Übergewicht

Und da dieser Befund so beeindruckend ist, möchte ich im folgenden Kapitel nochmal ausführlicher darauf eingehen.

GESUNDE ERNÄHRUNG FÜR EIN LANGES LEBEN

Es ist offiziell: Eine qualitativ hochwertige und gesunde Ernährung verlängert nachweislich das Leben. Aber natürlich verlängert es unser Leben nicht nur quantitativ, sondern vor allem auch qualitativ. Das heißt: Wir leben nicht nur länger, sondern sind dabei auch noch länger körperlich fit. Am stärksten ist dieser Effekt natürlich, wenn man so früh wie möglich beginnt, sich gesund zu ernähren – am besten also schon von Beginn des Lebens an. Aber keine Sorge: Sich für eine gesündere Kost zu entscheiden, lohnt sich in JEDER Lebensphase. Ein „zu spät" gibt es nicht!

Das zeigen auch die Untersuchungen der Harvard School of Public Health in Boston: Eine dauerhafte Ernährungsumstellung, in deren Mittelpunkt Vollkornprodukte, viel Obst und Gemüse, Fisch und Nüsse stehen, kann das Sterberisiko um bis zu 25 Prozent verringern. Vor allem Todesfälle infolge von Herz-Kreislauf- oder Gefäßerkrankungen treten nachweislich seltener auf. Auch in Zusammenhang mit Krebs konnte der potentiell positive Einfluss gesunder Ernährung auf den Krankheitsverlauf bestätigt werden.

Gut zu wissen ist auch, dass es hierfür keiner radikalen Ernährungsumstellung bedarf. Vielmehr geht es darum, die eigenen Gewohnheiten zu hinterfragen und sinnvoll zu verbessern. Schon eine zusätzliche Portion Nüsse oder Hülsenfrüchte pro Tag oder der Verzicht auf eine Portion Wurst oder rotes Fleisch können einen großen Unterschied machen.

Frank Hu, der Leiter der Bostoner Forschungsgruppe, ist sich sicher: Nicht die Bevorzugung oder der komplette Verzicht auf ein einzelnes Lebensmittel oder einen einzelnen Nährstoff machen eine gesunde Ernährung aus – nur die ganzheitliche Verbesserung des eigenen Ernährungsmusters ist sinnvoll und schließlich auch gesundheitsfördernd. Wie eine solch qualitativ hochwertige Ernährung im Detail aussieht, kann stark variieren und ist unter anderem von kulturellen und geografischen Gegebenheiten abhängig. Auch an den aktuellen Gesundheitszustand sollte die Ernährung angepasst sein.

Im Folgenden möchte ich Ihnen einige Lebensmittel vorstellen, die von der Wissenschaft ganz besonders häufig in Zusammenhang mit einem langen und gesunden Leben gebracht werden. Wer seine Chancen auf ein möglichst langes Leben also erhöhen möchte, sollte drauf achten, dass diese fünf Lebensmittel regelmäßig auf dem Teller landen:

Avocados

Avocados zeigen uns vor allem eins: Es sind nicht alle Fette schlecht für den Körper – ganz im Gegenteil: GESUNDE Fette sind wahnsinnig wichtig für eine gesunde Ernährung. Und die Avocado hat davon mehr als genug. Avocados senken den Cholesterinspiegel und fördern die Konzentrationsfähigkeit. Außerdem sind sie gut für den Kreislauf und stärken die Immunabwehr. Auch beim Abnehmen können sie helfen. Wussten Sie, dass die Avocado außerdem nicht nur den gesündesten Fett-Mix unter ihrer Schale hat, sondern auch über einen der höchsten Proteingehalte aller Pflanzen verfügt? Außerdem verfügt sie über zahlreiche lösliche Ballaststoffe und reichlich Vitalstoffe. Die Avocado wirkt also nicht nur dem Alterungsprozess entgegen, sondern sie gibt uns auch jede Menge Kraft und Ausdauer und Schutz vor zahlreichen Krankheiten.

Beeren

Egal ob Blaubeere, Brombeere, Himbeere, Erdbeere oder Acai-Beere – eins haben sie alle gemeinsam: Sie sind wahnsinnig gesund. Beeren liefern reichlich Vitamin C und wichtige sekundäre Pflanzenstoffe, die unser Gehirn schützen. Außerdem sorgen sie für eine hohe Schutzwirkung gegen freie Radikale, die unsere Zellen angreifen. Beeren können dem mit Hilfe ihrer zahlreichen Antioxidantien entgegenwirken. Grundsätzlich gilt die Faustregel: Je dunkler eine Beere, desto mehr Antioxidantien liefert sie und desto besser. Bereits eine kleine Menge an sauren Beeren kann den Tagesbedarf an Vitamin C abdecken – und das verbessert wiederum die Elastizität der Haut und fördert die Verdauung.

Grünzeug

Bei Kindern häufig eher unbeliebt: Grünzeug. Dabei ist gerade das super gesund und wichtig für unseren Körper. Und richtig zubereitet, schmeckt es auch noch verdammt lecker! Grüne Lebensmittel wie Spinat, Brokkoli oder Kräuter stehen besonders wegen ihrer entzündungshemmenden und regenerierenden Wirkung hoch im Kurs. Besonders gesund macht diese Lebensmittel tatsächlich ihre grüne Farbe, also der Blattfarbstoff Chlorophyll. Dieser ähnelt unserem roten Blutfarbstoff und kann sogar helfen, die Sauerstoffversorgung sowie die Blutbildung zu verbessern. Auch der hohe Gehalt an Vitamin B wirkt sich positiv auf unseren Körper aus: Kleine Entzündungen können dadurch wirksam gelindert werden.

Nüsse

Nüsse liefern nicht nur eine Menge Energie, sondern auch zahlreiche gute Inhaltsstoffe, darunter B-Vitamine, mehrfach ungesättigte Fettsäuren, Vitamin E, wertvolle Mineralstoffe und Lecithin. Ganz besonders gesund sind laut Experten Walnüsse. Diese verfügen nämlich im Vergleich zu anderen Nüssen über den höchsten Gehalt an Linolensäure. Doch was ist Linolensäure? Es ist eine wichtige Omega-3-Fettsäure, die unter anderem unser Herz-Kreislauf-System gesund hält und unterstützt. Als besonders wirksam hat sich der tägliche Verzehr von etwa zehn Walnüssen herausgestellt. Diese Menge soll laut Wissenschaftlern vor steigendem Blutdruck (zum Beispiel in Stresssituationen) schützen und gleichzeitig die Blutgefäße stärken.

Joghurt, Molke und Buttermilch

Diese drei Lebensmittel sind ganz besonders wirksam im Kampf gegen Hautalterung. Proteine, also Eiweiß, können die Hautalterung nämlich bis zu einem gewissen Grad stoppen und kleine Hautschäden reparieren. Immerhin besteht unsere Haut ja auch aus Kollagen, das sich aus kleinen Proteinbausteinen zusammensetzt. Und genau dieses Kollagen ist so wichtig für den Aufbau und aber auch die Erneuerung der Körperzellen. Wer diesen Prozess unterstützen möchte, sollte regelmäßig auf Sauermilchprodukte wie Buttermilch, Molke oder Joghurt zurückgreifen – diese haben nämlich einen besonders hohen Proteingehalt, aber dafür wenig Kalorien.

Nun kennen Sie also fünf der wirksamsten Lebensmittel für ein langes Leben. Was Sie jedoch auch wissen sollten: Leider gibt es auch einige Lebensmittel, die sich bei regelmäßigem Verzehr überhaupt gar nicht gut auf unseren Körper und unsere Gesundheit auswirken und einem gesunden, langen und aktiven Leben eher im Wege stehen. Um welche Lebensmittel es sich hierbei handelt, zeige ich Ihnen jetzt:

Fast Food

Klar, mittlerweile gibt es auch „gesunde" Fast Food-Alternativen. Im herkömmlichen Sinne steht Fast Food aber vor allem für sehr fett- und kalorienreiche Kost. Und genau diese Art von Essen soll an dieser Stelle auch gemeint sein. Wer regelmäßig bei großen Fast Food-Ketten bestellt, tut seiner Gesundheit keinen Gefallen. Auf solch fett- und kalorienreiche Produkte reagiert das menschliche Immunsystem nämlich ähnlich wie auf eine bakterielle Infektion – und das ist gar nicht gut. Die noch schlechtere Nachricht: Dieser Effekt ist auch noch lange nach dem Verzehr beobachtbar und verschwindet somit NICHT wieder sofort – auch nicht, wenn man die Ernäh-rung umstellt. Wer sich also in der Vergangenheit regelmäßig von Fast Food ernährt hat, muss damit rechnen, dass es schneller zu Entzündungen im Körper kommen kann. Diese fördern wiederum die Entstehung von Diabetes und Artriosklerose. Je weniger Fast Food – desto besser also. Und am besten verzichtet man komplett darauf. Immerhin gibt es so viele leckere und gesündere Alternativen!

Frittiertes

Auch von Frittiertem sollte man als Mensch, der auf seine Ernährung achtet, tendenziell eher die Finger lassen. Zwar braucht der menschliche Körper neben Eiweißen und Kohlenhydraten unbedingt auch Fette (das steht außer Frage!), jedoch kommt es sehr darauf an, WELCHE Art von Fett wir zu uns nehmen. Gehärtete Fette und gesättigte Fettsäuren sind für unseren Körper nämlich eher schädlich. Genau diese finden sich aber leider vermehrt in frittiertem Essen. Auf Dauer schaden sie unserem Stoffwechsel und erhöhen unseren Cholesterinspiegel. Dies kann Herz-Kreislauf-Erkrankungen zur Folge haben. Als noch schädlicher gelten die sogenannten Transfettsäuren: Forscher warnen davor, da diese dafür bekannt sind, hartnäckig an den Zellwänden zu kleben und dadurch Entzündungen und Gefäßschädigungen hervorrufen. Besonders in frittierten Lebensmitteln wie Pommes oder Chicken Nuggets findet sich diese Art von Fettsäure wieder. Aber Vorsicht: Zum Teil sind auch viele

Trockensuppen oder aber auch bekannte Nuss-Nougat-Cremes davon betroffen.

Kohlensäurehaltige Getränke

Immer wieder stehen kohlensäurehaltige Getränke in der Diskussion. Wissenschaftlich belegt ist es allerdings nicht, ob Kohlensäure nun wirklich schädliche Auswirkungen auf unsere Verdauung hat oder gar krebserregend ist. Trotzdem kann man festhalten: Wer die Wahl hat, sollte tendenziell eher zu stillen Getränken ohne Kohlensäure greifen. Davon abgesehen kommt es sowieso vielmehr darauf an, was um die Kohlensäure herum ist: Ein zuckersüßes Softgetränk oder Wasser? Softgetränke sind nämlich nicht nur wegen ihres Kohlensäuregehalts, sondern auch wegen zahlreicher anderer Inhaltsstoffe bedenklich. Dazu zählen: Zucker, Lebensmittelfarbe, Koffein oder Phosphorsäure. Das Fazit lautet also: Egal wie schön etwas sprudelt – achten Sie auf die Inhaltsstoffe!

Verarbeitetes Fleisch

Diesem Punkt werden wir uns auch im späteren Verlauf des Buches nochmal widmen. Da man es allerdings gar nicht oft genug sagen kann, bereits an dieser Stelle der Hinweis: Verarbeitetes Fleisch ist mit sehr großer Vorsicht zu genießen! Die WHO (Weltgesundheitsorganisation) warnt in einem Schreiben aus dem Jahr 2015 vor bestimmten Fleischsorten, da diese im Verdacht stehen, krebserregend zu sein. Verarbeitetes Fleisch wurde offiziell als krebserregend für den Menschen eingestuft. Professor Tim Key sagt dazu Folgendes: „Diese Entscheidung bedeutet nicht, dass Sie aufhören müssen, rotes und verarbeitetes Fleisch zu essen. Aber wenn Sie viel davon essen, sollten Sie über das Reduzieren nachdenken."

Zuckerzeug

Zucker liefert jede Menge Energie, das ist bekannt. Wie Sie sich aber wahrscheinlich bereits denken können, kommt es auch hier stark darauf an, welche Art von Zucker Sie zu sich nehmen. Industriell hergestellter „weißer Zucker" kann in zu großen Mengen nämlich schädlich für den Körper sein. Zu viel Zucker auf einmal kann beispielsweise die Bauchspeicheldrüse überfordern. Wer jahrelang zu viel Zucker zu sich nimmt, riskiert sogar, an Diabetes Typ 2 zu erkranken.

Gesunde Ernährung: Das sagt die Wissenschaft

Vielleicht stellen Sie sich nun an dieser Stelle des Buches die berechtigte Frage: Woher kommen eigentlich all diese Zahlen und Erkenntnisse rund um gesunde Ernährung? Natürlich stütze ich mich bei meinen Ratschlägen für Sie stets auf neueste wissenschaftliche Erkenntnisse. Wie in zahlreichen anderen Wissenschaftsdisziplinen wird natürlich auch im Bereich der Ernährung fleißig geforscht.

Immer wieder kommen so neue Erkenntnisse zustande. Das erklärt übrigens auch, wieso sich Ernährungsempfehlungen von Zeit zu Zeit verändern können und wieso man vor etwa 30 Jahren noch ganz andere Lebensmittel (vor allem viele tierische Lebensmittel und generell viel Fleisch) in Bezug auf eine gesunde und ausgewogene Ernährung empfohlen hat als heute (weniger rotes Fleisch, mehr Gemüse!). Die Ernährungsforschung ist vor allem auch deswegen eine solch komplexe Disziplin, weil sie in Zusammenhang mit vielen unbekannten oder nur sehr schwer messbaren Faktoren steht. Hierzu zählt zum Beispiel das Wechselspiel zwischen genetischer Veranlagung und der individuellen Lebensgestaltung. Jeder Mensch ist eben anders – und genau das versucht die Ernährungswissenschaft, auch miteinzubeziehen.

Ein ganz zentrales Problem in Deutschland, das auch für Ernährungswissenschaftler eine wichtige Thematik darstellt, sind die Ernährungsgewohnheiten des deutschen Durchschnittsbürgers. Zwar zeichnet sich seit einigen Jahren ab, dass die Gesellschaft immer umwelt- und auch gesundheitsbewusster wird, allerdings sind hier in Deutschland laut Statistik immer noch zu viele Menschen übergewichtig. Laut des aktuellen Ernährungsberichts der DGE sind in Deutschland rund 59 Prozent aller Männer und 37 Prozent aller Frauen übergewichtig. Unter den erwachsenen Berufstätigen ist das Dicksein also längst keine Ausnahme mehr – es ist der Normalzustand. Und das ist ziemlich erschreckend, vor allem wenn man bedenkt, welch hohes gesundheitliches Risiko mit Übergewicht und der falschen Ernährung einhergeht. Laut Statistik sind am Ende des Berufslebens sogar über 74,2 Prozent aller Männer übergewichtig. Bei den Frauen ist hier auch mehr als jede Zweite (56,3 Prozent) betroffen. Wie es zu diesen dramatischen Zahlen kommen kann, erklärt Prof. Dr. Helmut Heseker. Er ist ehemaliger Präsident der DGE und damit ein echter Ernährungsexperte:

„Die Gründe für die Entstehung von Übergewicht sind seit langem bekannt. Viele Menschen in Deutschland essen zu viele energiereiche Lebensmittel und bewegen sich zu wenig. Preiswerte und schmackhafte Lebensmittel und Getränke mit hohem Energie- und niedrigem Nährstoffgehalt sind nahezu überall verfügbar – egal ob zu Hause oder unterwegs. Und diese Faktoren machen es so schwer, normalgewichtig zu bleiben."

Dass die meisten Menschen in Deutschland bei der Wahl ihrer Lebensmittel häufig falsche Prioritäten setzen, zeigt auch eine aktuelle Umfrage des Bundesministeriums für Ernährung und Landwirtschaft. Für 99 Prozent der Befragten steht über dem Kriterium „Gesundheit" nämlich der Geschmack – ganz nach dem Motto: Hauptsache, es schmeckt! Erst an zweiter Stelle kommt die Gesundheit, gefolgt von „Einfache Zubereitung", „Kalorien" und „Preis".

Die Wissenschaft ist sich in diesem Punkt einig: Es besteht dringend Handlungsbedarf, um diese Problematik nachhaltig überwinden zu können. Häufig ist die Rede sogar von einer „Adipositasepidemie". Dieser Ausdruck macht deutlich, wie ernst die Lage ist. Eine gesunde Ernährung ist neben ausreichend Bewegung der zuverlässigste Weg für ein langes und gesundes Leben. Dieser Gedanke soll auch in der Bevölkerung ankommen und verfestigt werden. Der Weg hierfür scheint geebnet, immerhin zeigen neueste Untersuchungen, dass vor allem die jüngeren Generationen mehr auf eine gesunde Ernährung achten als die

Generationen vor ihnen. Allerdings muss es das Ziel sein, dass gesunde Ernährung zum Thema in ALLEN Altersgruppen wird.

Die 10 Gebote gesunder Ernährung

Nachdem Sie nun bereits einiges rund um die richtige Ernährung erfahren und zahlreiche Vorteile kennengelernt haben, geht es ans Eingemachte. Ich möchte Ihnen nun nämlich zeigen, was eine gesunde Ernährung tatsächlich ausmacht.

Eines möchte ich an dieser Stelle jedoch schon einmal vorwegnehmen: DIE gesunde Ernährung gibt es nicht. Es gibt keine Schritt-für-Schritt-Anleitung für die richtige Ernährung. Und das ist auch gut so! Denn genauso bunt und vielfältig wie die Lebensmittel auf unserem Planeten sind auch wir Menschen. Jeder Mensch ist ein Individuum und hat aus diesem Grund auch verschiedene Bedürfnisse oder ganz einfach einen anderen Geschmack. So gesund ein Lebensmittel auch sein mag – wenn es Ihnen einfach nicht schmeckt, dann macht es keinen Sinn, sich zu zwingen, dieses Lebensmittel täglich zu essen. Zum Glück gibt es ja auch zahlreiche Alternativen!

Ebenso kommt es sehr darauf an, aus welcher Region Sie kommen. Im weiteren Verlauf dieses Buches werde ich Ihnen zeigen, wie unterschiedlich sich Menschen in anderen Ländern ernähren. Schließlich haben diese auch ganz andere Lebensmittel zur Verfügung als wir hier in Deutschland. Ein „besser" oder „schlechter" gibt es also oftmals gar nicht. Vielmehr geht es darum, für SICH SELBST herauszufinden, was einem guttut (und natürlich auch gut schmeckt). An dieser Stelle passt das alte Sprichwort: „Probieren geht über Studieren!" Seien Sie neugierig, probieren Sie Neues aus und entdecken Sie die bunte Vielfalt unserer Lebensmittel. Unter welchen Rahmenbedingungen Sie dies tun sollten, möchte ich Ihnen nun zeigen. Ich habe dieses Kapitel „Die 10 Gebote gesunder Ernährung" genannt, da diese 10 Ratschläge absolut essentiell und wissenschaftlich belegt sind. Sie bilden sozusagen das Gerüst Ihrer zukünftigen Ernährung. Wenn Sie sich daran orientieren, sind Sie auf dem besten Weg zu einem gesunden Leben!

ESSEN SIE NATÜRLICH

Was genau bedeutet eigentlich „natürlich essen"? Im Grunde ist es ganz einfach: Es geht darum, Lebensmittel möglichst oft in ihrer natürlichen Form (also „Natur pur") zu essen, also auf industriell verarbeitete Lebensmittel möglichst zu verzichten.

Dass diese Art der Ernährung unserem Körper und unserem Geist guttut – da ist sich die Wissenschaft einig. Am gesündesten sind Lebensmittel tatsächlich in ihrer ursprünglichen Form und damit frei von all den Zusatzstoffen, die häufig in Tiefkühlkost, Schokomüsli oder Fast Food stecken: Farbstoffe, künstliche Zusätze und Geschmacks- und Konservierungsstoffe.

Zu den meisten dieser Produkte kommt dann auch noch erschwerend hinzu, dass sie einen sehr hohen Anteil an Zucker, Fett oder minderwertigen Kohlenhydraten besitzen – und genau das tut unserem Körper auf Dauer ganz und gar nicht gut. Dieser kann diese Inhaltsstoffe nämlich nicht gut verarbeiten. Wer solche stark verarbeiteten Produkte regelmäßig zu sich nimmt, riskiert ernsthaft, krank zu werden.

Übrigens zählen nicht nur „offensichtliche" Lebensmittel wie Tiefkühlpizza oder Chips zu den industriell verarbeiteten Lebensmitteln! Auch Produkte wie fertiger Fruchtjoghurt, Cornflakes oder abgepacktes Brot zählen dazu. Als Faustregel gilt in der Wissenschaft: Alle Produkte, die mehr als fünf Inhaltsstoffe beinhalten und NICHT in der eigenen Küche zubereitet werden könnten, gelten offiziell als hochverarbeitete Lebensmittel.

Im Umkehrschluss gilt also: Je weniger Zutaten in einem Produkt sind – desto besser! Am besten greift man tatsächlich zu Lebensmitteln, bei denen man sofort auf den ersten Blick erkennt, was drin ist und bei denen man nicht erst hinten auf der Verpackung nachlesen muss. Dazu zählen natürlich Obst, Gemüse und Salat (am besten auch noch aus der eigenen Region und saisonal), aber auch Fisch, Fleisch und Eier vom Wochenmarkt. Bei Milchprodukten bietet es sich zum Beispiel an, diese direkt vom Bauern oder aus dem Bio-Markt zu holen.

Als natürliche Alternative für die stark gezuckerten Cornflakes aus dem Supermarkt bieten sich zum Beispiel Haferflocken mit Nüssen, Rosinen und frischem Obst in Naturjoghurt an. Das kann man sich nach Lust und Laune selbst zusammenstellen. Es ist also nicht nur gesund, sondern auch wahnsinnig lecker!

An dieser Stelle möchte ich auch direkt mit einem Vorurteil aufräumen: Nein, natürliches Essen ist NICHT teurer und nein, es muss auch nicht unbedingt aufwendiger sein, natürlich zu kochen. Häufig kann man sich sogar eine Menge Geld sparen, wenn man regional und saisonal einkauft. Und auch was den Zeitfaktor anbelangt, kann ich Sie beruhigen. Am Ende des Tages entscheiden nämlich SIE, wie viel Zeit Sie in der Küche verbringen wollen. Es gibt leckere und gesunde Rezepte, die innerhalb weniger Minuten zubereitet sind und natürlich gibt es auch welche, für man sich deutlich mehr Zeit nehmen muss. Wofür Sie sich entscheiden und was Sie besser in Ihren Alltag integrieren können, liegt an Ihnen.

Ein weiterer, entscheidender Vorteil möglichst naturbelassener Lebensmittel: Sie brauchen auf keine Nährstoffgruppen verzichten. Der Grund: In naturbelassenen Lebensmitteln befinden sich ausschließlich hochwertige Nährstoffe und viele langsam verdauliche Kohlenhydrate, hochwertige Eiweiße sowie gesunde Fette. Sie müssen also auf nichts verzichten und KEINE Kalorien zählen!

Außerdem wird durch eine möglichst naturbelassene Ernährung der Stoffwechsel angeregt. Das heißt: Der Körper lagert kein unnötiges Fett ein und bekommt auch keine durch Zusätze hervorgerufenen falschen Signale, dies zu tun. Anstatt dessen verlangsamt eine natürliche

Ernährung die Aufnahme von Kohlenhydraten und sorgt für eine langsame Aufnahme von Stärke und Zucker. Dadurch wird der Blutzuckerspiegel konstant auf einem Niveau gehalten. Heißhungerattacken oder das Gefühl, einfach nicht satt zu werden, gehören damit der Vergangenheit an! Mit diesen vier Tipps gelingt es Ihnen, natürliches Essen in Ihren Alltag zu integrieren:

Tipp 1: Möglichst wenig Zutaten!

Manchmal ist weniger einfach mehr. Und auch in der Küche muss es nicht immer zwingend ein aufwendiges Rezept mit möglichst vielen Zutaten sein. Oft hat man auch gar nicht alles zu Hause – vor allem dann, wenn es mal schnell und spontan zugehen muss. Lernen Sie, in so einem Fall flexibel zu sein: Eine Pizza schmeckt zum Beispiel auch mit wenigen Zutaten gut. Mehr als frische Tomaten, Knoblauch, Oregano, Olivenöl und friesischen Hirtenkäse braucht es manchmal gar nicht!

Tipp 2: Machen Sie viel selbst

Mittlerweile gibt es auch in Bio-Supermärkten ein riesiges Angebot an gesunden Fertigprodukten, die ohne künstliche Zusatzstoffe auskommen. Falls es wirklich mal sehr schnell gehen muss, ist das auch eine gute Alternative zum Selberkochen – allerdings können diese Produkte auf Dauer auch ganz schön teuer sein. Mein Tipp für Sie lautet also: Machen Sie so viel wie möglich selbst, planen Sie gut und bereiten Sie auch mal Essen vor, falls Sie am Vortag bereits wissen, dass es morgen mal schnell gehen muss.

Tipp 3: Qualität vor Quantität

Gesunde Ernährung steht und fällt mit der richtigen Wahl der Zutaten. Mein Tipp an Sie: Kaufen Sie weniger, dafür aber qualitativ hochwertigere Lebensmittel! Leider landen nämlich auch heutzutage deutschlandweit viel zu viele (eigentlich noch gute) Lebensmittel im Müll. Das muss nicht sein! Anstatt also große Mengen einzukaufen, rate ich Ihnen eher zu kleineren Mengen, die dafür wohldurchdacht sind: Dazu gehört zum

Beispiel auch, dass man sich im Winter dann eben mal für die heimische Rote Bete entscheidet, anstatt zur Avocado aus Übersee zu greifen!

Tipp 4: Leitungswasser trinken

Natürlich zählt zu einer natürlichen Ernährung auch natürliches Trinken. Und was ist natürlicher als Wasser? Wir hier in Deutschland haben damit sogar großes Glück: Unsere Trinkwasserqualität ist nämlich ausgezeichnet. Außerdem ist Leitungswasser nicht nur gesund, sondern auch noch gut für die Umwelt, da man sich den ganzen Plastikmüll spart.

ESSEN SIE MEHR PFLANZEN

Vegetarische (Verzicht auf Tierfleisch) und vegane Ernährungsformen (Verzicht auf sämtliche tierische Produkte, u.a. Milchprodukte, Honig und Eier) liegen aktuell sehr im Trend. Das ist auch kein Wunder – eine pflanzenbasierte Ernährung bietet nämlich wahnsinnig viele Vorteile und ist gut für unsere Gesundheit. Was viele allerdings nicht wissen: Eine pflanzenbasierte Ernährung muss nicht zwingend komplett vegan oder vegetarisch sein! „Pflanzenbasiert" bedeutet vielmehr, dass der Großteil der eigenen Ernährung aus Pflanzen besteht. Komplett auf Fleisch oder Milchprodukte verzichten, muss man also nicht zwingend. Diese Entscheidung liegt ganz allein bei Ihnen.

Im Grunde können Sie eine pflanzenbasierte Ernährung ganz individuell auf Ihre eigenen Bedürfnisse und Wünsche anpassen. Sie lieben Fleisch und möchten darauf nicht verzichten? Kein Problem! Dann sollten Sie sich erst mal langsam und schrittweise daran gewöhnen, weniger Fleisch zu essen. Wie gesagt: Ganz darauf verzichten, brauchen Sie nicht. Allerdings sollten Sie darauf achten, zum einen das richtige (möglichst unverarbeitete) Fleisch zu essen und zum anderen es nicht zu übertreiben. Allgemein wird empfohlen, wöchentlich nicht mehr als 300 bis 600 Gramm tierisches Eiweiß zu verzehren. Diese Menge an Eiweiß entspricht etwa 2 bis 3 Portionen Fleisch oder Geflügel und gerade einmal

2 bis 3 Scheiben Wurst. Versuchen Sie doch mal, sich Schritt für Schritt dieser Empfehlung anzunähern. Und wenn Sie dort angekommen sind, können Sie Ihren Fleischverzehr ganz nach Belieben noch weiter reduzieren.

Wer es schafft, sich überwiegend pflanzlich zu ernähren, darf sich auf viele vor allem gesundheitliche Vorteile freuen (dazu muss angemerkt werden, dass pflanzliche Kost auch hervorragend schmeckt und mit einer unendlich großen Vielfalt auf Sie wartet!).

Durchschnittlich sind vegan lebende Menschen besser mit Nährstoffen wie Proteinen, Kohlenhydraten und gesunden Fetten versorgt wie Menschen, die tierische Produkte zu sich nehmen – das zeigen zahlreiche wissenschaftliche Untersuchungen. Auch die Zufuhr wichtiger Vitamine und Ballaststoffe ist bei Personen, die sich rein pflanzlich ernähren, durchschnittlich höher. Folgende Nährstoffe sollten Vegetarier und vor allem auch Veganer jedoch im Blick behalten, da es in diesem Bereich manchmal zu Mangelerscheinungen kommen kann: Vitamin B12, Zink, Calcium und Omega-3-Fettsäuren.

Insgesamt ist sich die Wissenschaft jedoch einig: Pflanzliche Lebensmittel sollten unbedingt bevorzugt werden! Kritisch betrachtet werden hingegen Ernährungsweisen, die einen sehr hohen Anteil von tierischen Produkten beinhalten. Sie gelten laut der WHO als „gesundheitlich ungünstig".

Neben Fleisch steht auch die klassische Kuhmilch immer mehr im Zentrum der Kritik. Einige Studien deuten sogar darauf hin, dass der Konsum tierischer Milch bei Männern das Risiko erhöht, an Prostatakrebs zu erkranken. Bei Frauen besteht der Verdacht, dass der Milchkonsum das Risiko von Eierstockkrebs erhöht. Außerdem ist Milch, die im Supermarkt erhältlich ist, häufig sehr stark industriell verarbeitet. Wer also nicht komplett auf Kuhmilch verzichten möchte, sollte darauf achten, möglichst qualitativ hochwertige Milch einzukaufen und beispielsweise auf H-Milch zu verzichten. Eine leckere und gesunde

Alternative zu Kuhmilch ist übrigens die Pflanzenmilch. Hiervon gibt es mittlerweile in fast jedem Supermarkt ein großes Sortiment: Hafermilch, Mandelmilch, Sojamilch oder Reismilch – die Auswahl ist groß. Probieren Sie sich doch mal durch, ich bin mir sicher, Sie werden auf den Geschmack kommen!

Diverse Studien zeigen zudem auch, dass mit steigendem Konsum tierischer Produkte auch der Cholesterinspiegel im Blut (zum Teil dramatisch) ansteigt. Und das wiederum kann das Risiko erhöhen, eine Herz-Kreislauf-Erkrankung zu entwickeln. Bei sogenannten „Langzeit-Vegetariern und -Veganern" war dieses Risiko um bis zu 57 Prozent gesenkt! Auch „figurtechnisch" haben Menschen, die sich pflanzenbasiert ernähren, die Nase vorne. So konnten wissenschaftliche Untersuchungen zeigen, dass der BMI von Fleischessern signifikant höher war als der BMI von Veganern oder Vegetariern. Während der BMI von Vegetariern und Veganern durchschnittlich im Normalbereich lag, waren „Fleischesser" durchschnittlich übergewichtig. Man kann schlussendlich also festhalten: Wer sich überwiegend von pflanzlichen Lebensmitteln ernährt, lebt gesünder und länger (und tut der Umwelt etwas Gutes!). Komplett auf Fleisch oder tierische Produkte verzichten, muss dabei niemand, der das nicht will. Wichtig ist einfach nur, dass man nicht zu viel tierische Produkte zu sich nimmt und auf die Qualität der jeweiligen Produkte achtet.

Wie setze ich das am besten um?

Mein Tipp für Sie: Beginnen Sie doch damit, Ihrem Speiseplan nicht unbedingt etwas WEGZUNEHMEN, sondern fügen Sie einfach pflanzliche Nahrungsmittel hinzu! Beispiel: Anstatt abends „nur" ein belegtes Brot mit Käse zu essen, können Sie dieses auch mit etwas Gemüse wie zum Beispiel Tomaten, Gurken, Paprika oder Radieschen „aufpimpen". Eine große Hilfe ist es, immer ein gut gefülltes Gemüsefach im Kühlschrank zu haben. Natürlich sollte man es nicht übertreiben, aber eine kleine Auswahl schadet nie. Dadurch bekommen Sie nämlich bei jedem Blick in den Kühlschrank ganz automatisch den Impuls zuzugreifen. Das Ganze gilt natürlich auch fürs Mittagessen oder Frühstücken: Verfeinern Sie zum Beispiel Ihr Müsli mit einer Handvoll Beeren oder Nüssen – das schmeckt nicht nur, sondern liefert wertvolle Vitalstoffe! Nun möchte ich Ihnen abschließend zeigen, wie bunt und vielfältig pflanzliche Lebensmittel sein können:

Pflanzen und Eiweiß

Das Vorurteil, „man könne nur aus Fleisch genügend Eiweiß gewinnen", hält sich hartnäckig. Es ist allerdings einfach nur falsch. Pflanzliche Lebensmittel sind nämlich 1A Eiweiß-Lieferanten! Besonders proteinreich sind: Nüsse, Samen, Bohnen, Tofu, Seitan (Weizenweiß), Tempeh (ein spezielles Sojaprodukt) und vollwertiges Getreide wie zum Beispiel Quinoa oder Reis.

Pflanzen und gute Fette

Auch Fett verbindet man eher mit tierischen Produkten als mit pflanzlichen. Auch das ist jedoch eine Fehlvorstellung – Pflanzen enthalten nicht nur ebenso Fette, noch dazu sind diese Fette sehr wertvoller und gesünder für den Körper! Greifen Sie also ruhig öfter zu folgenden Lebensmitteln: Lachs, Walnüsse (und auch sämtliche andere Nüsse), Makrele, Leinsamen, Distelöl, Sojabohnen, Rapsöl, Olivenöl und Avocados. Mehr dazu lesen Sie unter Punkt 7!

ESSEN SIE MEHR FISCH STATT FLEISCH

Wo wir doch schon beim Thema „pflanzliche Ernährung" sind, machen wir doch am besten gleich weiter mit dem Thema Fleisch. Denn wie gesagt: Fleisch ist bei einer pflanzenbasierten Ernährung nicht zwingend verboten! Worauf es ankommt, ist zum einen die Menge (die Sie möglichst gering halten sollten, siehe Unterpunkt 2!) und zum anderen die

Qualität und Beschaffenheit des Fleisches. Und genau dazu kommen wir jetzt.

Wenn schon Fleisch, dann das richtige! Aber welches Fleisch können wir ohne schlechtes Gewissen essen?

Zuerst einmal wollen wir uns ansehen, was generell für Fleischkonsum spricht – und was eben nicht. Wenn Sie dazu Ihre Großmutter befragen würden, würde die wahrscheinlich antworten, dass Fleisch essentiell für die menschliche Ernährung ist und der Mensch ohne Fleisch gar nicht wirklich leben kann. Diese Ansicht hält sich auch immer noch hartnäckig in weiten Teilen der Gesellschaft. Was ich Ihnen an dieser Stelle schon einmal verraten kann: Dass der Mensch ohne Fleisch nicht überlebensfähig ist oder schlimme Mangelerscheinungen bekommen würde, stimmt NICHT! Ganz im Gegenteil: Eine rein pflanzliche Ernährung ist sehr wohl möglich und bietet zahlreiche gesundheitliche Vorteile. Ohnehin sollten Sie darauf achten, dass der Großteil Ihrer Ernährung aus pflanzlichen Produkten besteht – unabhängig davon, ob Sie auf Fleisch verzichten oder nicht.

Dennoch – und auch das kann man nicht abstreiten – hat der Fleischkonsum schon immer eine große Rolle für die menschliche Ernährung gespielt. Der Mensch ist seit Anbeginn der Zeit ein Fleischfresser: Eben ein Jäger und Sammler. Allerdings ist man sich heute in der Wissenschaft weitestgehend einig darüber, dass steinzeitliche Menschen weitaus weniger Fleisch zu sich nahmen, als bisher angenommen. In der Steinzeit waren die Menschen tatsächlich vermehrt SAMMLER und damit Pflanzenesser. Fleisch war laut neuesten Erkenntnissen zur damaligen Zeit eher eine erfreuliche Ausnahme, da es eben – im Gegensatz zu Pflanzen – nicht automatisch ständig zur Verfügung stand, sondern eine erfolgreiche Jagd voraussetzte.

Trotzdem war Fleisch schon immer eine gern gesehene Delikatesse. Für viele Menschen hat sich das auch bis heute nicht geändert. Was sich allerdings geändert hat, ist die allgemeine Verfügbarkeit von Fleisch sowie die Häufigkeit, mit der Fleisch bei vielen Menschen auf dem Teller landet. Und genau das ist bedenklich. Über fünf Millionen Tonnen Fleisch gehen jährlich über die Theke. Das ist nicht nur zu viel, sondern wird bei diesen Mengen auch klar, dass es sich dabei nicht nur um Qualitätsware handeln kann. Wer sich gesund und bewusst ernähren möchte (und dabei eben nicht auf Fleisch verzichten möchte), sollte unbedingt darauf achten, möglichst hochwertiges Fleisch zu kaufen. Damit tun Sie übrigens nicht nur sich selbst und Ihrem Körper etwas Gutes, sondern auch der Umwelt. Wie Sie erkennen können, ob Sie qualitativ hochwertiges Fleisch vor sich haben oder nicht, möchte ich Ihnen nun zeigen.

Auf was Sie beim Fleischeinkauf achten sollten

Viele Menschen orientieren sich beim Fleischkauf an Bio- oder Ökokennzeichnungen. Das ist auf jeden Fall schon ein Schritt in die richtige Richtung, denn damit umgeht man Gentechnik und trägt zu allgemein besseren Zuchtbedingungen bei. Worauf Sie außerdem achten sollten: Liegt das Fleisch bereits im eigenen Saft, ist das kein gutes Zeichen – Finger weg! Ein Fettrand hingegen ist eher gern gesehen, da es das Fleisch vor dem Austrocknen schützt und es saftig hält. Es empfiehlt sich außerdem, auf Regionalität zu achten – damit gehen nämlich auch kurze Transportwege einher, die für einen besseren Geschmack sorgen.

Ob Sie Ihr Fleisch nun in der Metzgerei, im Supermarkt oder auf dem Wochenmarkt kaufen, bleibt Ihre Entscheidung. Denn auch Fleisch vom Metzger muss nicht immer zwingend von glücklichen Tieren stammen, da diese zum Teil von denselben Zustellern beliefert werden wie große Supermarktketten. Dennoch gibt es drei Kriterien, auf die Sie achten sollten und die Ihnen einen qualitativ hochwertigen Fleischgenuss sichern:

- Die Verpackung: Sollten Sie auf abgepacktes Fleisch zurückgreifen, achten Sie darauf, dass Sie möglichst vakuumiertes Fleisch kaufen. Auch sogenannte „Skin-Verpackungen" stehen für Frische, da sie das Fleisch wie eine zweite Haut umhüllen. Vermeiden sollten Sie hingegen Fleisch, das in Styroporschalen angeboten wird – diese Art der Verpackung deutet auf Massenware und damit minderwertige Qualität hin.

• <u>Farbe des Fleisches:</u> Rindfleisch und Wild sollten eine kräftige, dunkelrote Farbe haben, während Schweinefleisch eher hell bis satt rosa ist. Puten- und Hähnchenfleisch sollte stets eine hellrosa Farbe haben.

• <u>Die Marmorierung:</u> Ein feines Geäst aus kleinen Fettäderchen deutet auf volles Aroma und eine gute Fleischqualität hin.

Die Vor- und Nachteile von Fleischkonsum

Nun wollen wir uns nochmal im Detail anschauen, welche Vor- und Nachteile Fleischkonsum mit sich bringt. Beachten Sie hierbei jedoch: Diese Vorteile sind lediglich auf einen „gesunden" Fleischkonsum bezogen (etwa 2 bis 3 Portionen Fleisch oder Geflügel und nicht mehr als 2 bis 3 Scheiben Wurst pro Woche)!

<u>Pro Fleischkonsum:</u>

• Fleisch besteht zu rund 20 Prozent aus Eiweiß und ist damit für den Körper ein wichtiger Eiweißlieferant. Diese Funktion können im Falle einer vegetarischen oder veganen Ernährung allerdings auch pflanzliche Lebensmittel übernehmen.

• Im Fleisch sind wichtige Vitamine (A und B-Gruppe) enthalten. Häufig mangelt es gerade Nicht-Fleischessern an Vitamin B12. Hier empfiehlt sich eine Supplementierung, da es sonst zu gesundheitlichen Beeinträchtigungen kommen kann.

• Fleisch versorgt uns außerdem mit wichtigen Mineralstoffen wie Eisen.

• Die Fleischproduktion stellt für zahlreiche Landwirte die Lebensgrundlage dar.

Contra Fleischkonsum:

• Die Umwelt leidet unter der massenhaften Fleischzucht: Es werden immer noch Wälder gerodet. Außerdem verursacht ein Kilo Fleisch ca. 36 Kilogramm Kohlendioxid, was die Umwelt extrem belastet – in etwa genauso stark wie eine 250 Kilometer lange Autofahrt.

• Um ein Kilogramm Rindfleisch herzustellen, benötigt man durchschnittlich 10 Kilogramm Getreide – zur gleichen Zeit hungern immer noch viele Menschen auf der Welt.

• Fleischlos lebende Menschen haben durchschnittlich einen geringeren Kohlendioxid-Ausstoß als Fleischesser.

• Leider stammt ein Großteil des produzierten Fleisches aus Massentierhaltung und verursacht damit großes Tierleid – viele Tiere müssen ohne Sonne, Natur und Liebe aufwachsen.

• Fleisch enthält vor allem viele gesättigte Fettsäuren, die den Cholesterinspiegel ansteigen lassen und damit schlecht für unsere Gesundheit sind.

• Hiervon ist besonders Schweinefleisch und Geflügel betroffen: Häufig enthalten diese Antibiotika, wodurch der Körper ungewollte Resistenzen entwickeln kann.

Ob Sie sich letztendlich für oder gegen Fleisch entscheiden, bleibt alleine Ihnen überlassen.

Ist weißes Fleisch gesünder als rotes Fleisch?

Ein weiterer Mythos, der sich hartnäckig hält: Weißes Fleisch (Geflügel) ist gesünder als rotes Fleisch (Rind, Schwein, Lamm). Eine Studie aus Oakland zeigt nun aber: Diese Aussage ist nicht unbedingt richtig. Im Rahmen der Studie konnte überraschenderweise festgestellt werden, dass sowohl das rote als auch das weiße Fleisch einen negativen Einfluss auf den menschlichen Cholesterinspiegel hatten – und zwar in selbem Ausmaß!

In Bezug auf das Darmkrebs-Risiko konnte jedoch festgestellt werden, dass rotes Fleisch dieses Risiko erhöht. Ein Zusammenhang zwischen Darmkrebs und weißem Fleisch konnte bisher noch nicht nachgewiesen werden.

Warum Fisch die gesündere Alternative ist!

Während Ärzte raten, Fleisch HÖCHSTENS 2 bis 3 Mal pro Woche zu verzehren, wird in Bezug auf Fisch empfohlen, diesen MINDESTENS 2 bis 3 Mal wöchentlich zu essen. Und das hat auch einen guten Grund: Fisch schmeckt nicht nur unglaublich lecker, sondern liefert dieser dem Körper auch wahnsinnig viele wichtige Nährstoffe. Zahlreiche wissenschaftliche Studien belegen, dass Menschen, die viel Fisch essen, gesünder sind als Menschen, die anstatt dessen auf einen hohen Fleischverzehr setzen.

Während (rotes) Fleisch im Verdacht steht, das Krebsrisiko zu erhöhen, kann ein regelmäßiger Fischkonsum das Krebsrisiko sogar senken! Und auch in puncto Vitamine und Inhaltsstoffe hat der Fisch die Nase vorn: Fisch enthält Omega 3, das das Herz und den Kreislauf stärkt und außerdem die Arterien schützt. Fisch sorgt außerdem dafür, dass der Körper mit lebenswichtigem Jod versorgt wird.

Außerdem enthält Fisch Vitamin D, das den Knochenaufbau unterstützt und das Spurenelement Selen liefert – dieses benötigt unser Körper zur Herstellung wichtiger Hormone.

Zudem besteht Fisch aus besonders leicht abbaubaren Proteinen, die unserem Körper bei körperlicher Anstrengung zugutekommen. Fisch enthält außerdem viele wichtige und hochwertige Eiweiße, die unser Körper selbst überhaupt nicht herstellen kann.

Ersetzen Sie also in Zukunft das saftige Steak ruhig öfter mal durch ein schmackhaftes Fischfilet – das schmeckt nicht nur mindestens genauso gut, sondern können Sie dies ganz ohne schlechtes Gewissen Ihrer Gesundheit gegenüber tun!

Worauf Sie beim Fischkauf achten sollten:

Besonders wichtig ist bei Fischprodukten die Frische! Den Grad dieser können Sie an verschiedenen Merkmalen ablesen. Dazu zählen:

1. Der Geruch

2. Die Konsistenz

3. Das Aussehen der Augen

4. Die Beschaffenheit der Haut

5. Das Aussehen der Kiemen

Frischer Fisch riecht NICHT fischig, sondern neutral, ähnlich wie Fleisch. Außerdem sollten Sie darauf achten, dass das Fleisch des Tieres fest und dennoch gleichzeitig elastisch ist. Eine glänzende und feuchte Haut sowie gewölbte, glänzende Augen deuten ebenfalls auf Frische hin. Die Kiemen des Fisches sollten eine kräftig rote Farbe haben und anliegen. Eine andere Färbung der Kiemen weist darauf hin, dass der Fisch bereits seit längerem liegt und nicht mehr die wünschenswerte Qualität besitzt.

ESSEN SIE SO BUNT WIE MÖGLICH

Essen Sie jeden Tag den Regenbogen! Das ist natürlich nicht wörtlich, sondern viel mehr metaphorisch gemeint – und zwar in Bezug auf Ihre Ernährung. Ein farbenfrohes Essen sieht nämlich nicht nur toll aus, sondert fördert dies auch die Gesundheit und sorgt für die Zufuhr von ausreichend Nährstoffen.

Aber Vorsicht: Wer bei farbenfrohem Essen erst mal an bunte Donuts, Plätzchen, Cupcakes, Gummibärchen oder andere Süßigkeiten denkt, ist auf der falschen Spur! Diese Lebensmittel wurden nämlich mit Hilfe chemischer Stoffe so bunt gefärbt – und das gilt es natürlich zu vermeiden (Sie erinnern sich: Eat natural!). Bei Regenbogen-Ernährung geht es um das Gegenteil: Es geht darum, möglichst naturbelassene, farbenfrohe Lebensmittel zu essen: rote Tomaten, grünen Spinat, orange Karotten, gelbe Ananas, blaue Heidelbeeren oder lila Auberginen. Sie sehen: Auch die Natur hat alle denkbaren Farben zu bieten! Und umso mehr dieser Farben täglich auf Ihrem Teller landen, desto besser!

Welche Vorteile es mit sich bringt, jeden Tag so bunt wie möglich zu essen, möchte ich Ihnen nun aufzeigen:

1. Für bunte Farben sorgen vor allem **Obst und Gemüse** – wer sich also vornimmt, möglichst bunt zu essen, wird automatisch vermehrt darauf zurückgreifen. Optimal sind etwa fünf Portionen Obst und Gemüse pro Tag. Bunt essen macht's möglich!

2. **Nährstoffreichtum:** Jede Gemüse- und Obstsorte hat ein anderes Nährstoffprofil – die eine Sorte hat mehr Eiweiße, die andere mehr Vitamin C. Eine abwechslungsreiche und bunte Ernährung sorgt dafür, dass Ihr Körper stets optimal mit allen wichtigen Nährstoffen versorgt ist und damit gesund und fit bleibt. Dazu gehören Vitamine, Enzyme, Mineralstoffe, Spurenelemente usw.

3. **Antioxidantien:** Pflanzen werden durch bestimmte Pigmente so bunt gefärbt – und eben diesen Pigmenten werden verschiedene antioxidative Wirkungen zugeschrieben. Das heißt: Sie können dem Körper dabei helfen, Gift- und Schadstoffe schneller abzutransportieren. Außerdem haben sie eine immunstärkende Wirkung und unterstützen die Heilung von Krankheiten.

4. **Naturbelassenheit:** Sie wissen ja bereits: Je natürlicher – desto besser. Gerade in der heutigen Zeit, wo überall stark verarbeitete Lebensmittel erhältlich sind, ist es wichtig, sich zurückzuerinnern, welch große, bunte Vielfalt uns Mutter Natur bietet und dass wir für die Erhaltung unserer Gesundheit gar nicht mehr brauchen!

5. **Abwechslung und Ausgewogenheit:** Langeweile? Das kommt uns nicht auf den Teller! Und schon recht nicht, wenn Sie jeden Tag auf ein möglichst buntes Angebot achten! Versuchen Sie, täglich Abwechslung auf Ihren Teller zu bringen und experimentieren Sie dabei gerne auch

ein wenig. Denn: Wer jeden Tag ein und dasselbe Obst und Gemüse isst, riskiert ebenfalls Mangelerscheinungen. Wagen Sie sich also ruhig auch an Lebensmittel, die Sie zuvor noch nie probiert hatten.

Und neben all den gesundheitlichen Vorteilen darf man natürlich nicht vergessen, dass buntes Essen auch richtiges „Soul-Food" ist, das heißt: Es tut nicht nur dem Körper, sondern auch dem Geist gut, weil es einfach wahnsinnig gut schmeckt und Spaß macht!

So integrieren Sie bunte Lebensmittel in Ihren Alltag:
Im Grunde ist es ja ganz einfach, immerhin hat jedes einzelne Lebensmittel eine einzigartige, bunte Farbe. Selbst „langweilige" Kartoffeln haben unter ihrer Schale ein sattes Gelb! In Kombination mit roten Tomaten, grüner Zucchini und lila Aubergine haben Sie direkt ein wunderbar buntes und abwechslungsreiches Essen. Anbei möchte ich Ihnen noch einige alltagstaugliche Tipps mit auf den Weg geben:

1. Erhöhen Sie Ihre tägliche Dosis an Obst und Gemüse – denn je mehr Sie davon essen, desto bunter wird's ganz automatisch! Optimal sind beispielsweise drei Portionen Gemüse und zwei Portionen Obst. Eine Portion entspricht etwa einer Handvoll.

2. Auf die Details kommt es an: Ein eher „tristes" Müsli wird zum Beispiel schon alleine dadurch bunter, dass Sie verschiedene Beerensorten als Topping wählen. Oder auch eine schlichte Tomatensoße wird mit einer Handvoll Basilikum und frischer Paprika direkt bunter!

3. Brechen Sie Gewohnheiten und probieren Sie auch mal Neues aus! Ja, ich weiß – wir Menschen sind „Gewohnheitstiere" und greifen gerne zu den Dingen, die wir kennen. Nehmen Sie sich doch für den nächsten Einkauf mal vor, genau das nicht zu tun und mindestens zwei Lebensmittel zu kaufen, die sonst nie auf Ihrem Teller landen!

4. Vergessen Sie nicht, auch innerhalb der Farbgruppen abwechslungsreich zu essen! So sollten Sie für die Farbe „Orange" zum

Beispiel nicht nur Karotten oder Orangen essen. Probieren Sie doch auch mal Kürbis, Süßkartoffeln oder Aprikosen. Dasselbe Prinzip gilt natürlich auch für alle anderen Farben: Grün sind nicht nur Gurken, sondern auch Spinat, Avocados oder Weintrauben. In der Farbe Rot gibt es neben den Klassikern, wie Tomaten und Paprika, auch noch andere leckere Obst- und Gemüsesorten, wie Rote Bete, Granatapfel, Kirschen, Johannisbeeren und noch so vieles mehr!

5. Versuchen Sie, möglichst saisonal zu essen – dies führt ganz von alleine dazu, dass Sie bunter und ausgewogener essen!

KOCHEN SIE SCHONEND

Sie haben nun also richtig frisches, knackiges und buntes Gemüse eingekauft und freuen sich nun auf ein leckeres und gesundes Essen? So weit, so gut. Nun geht es darum, diese leckeren Lebensmittel auch richtig zuzubereiten. Denn: Je nach Zubereitungsart können mehr oder weniger viele Vitamine und Mineralstoffe verloren gehen. Und das sollte natürlich vermieden werden! Daher sollte man vor allem Gemüse immer möglichst schonend zubereiten. Was das genau bedeutet, erkläre ich Ihnen jetzt!

Was die Zubereitung angeht, gehen die Geschmäcker zum Teil weit auseinander: Der eine mag sein Gemüse gerne richtig scharf angebraten, der andere lieber leicht gedämpft, wieder andere setzen auf grillen oder schmoren. Natürlich gilt auch hier: Verboten ist keine der verschiedenen Zubereitungsweisen. Allerdings sind einige durchaus gesünder als andere.

Grundsätzlich gilt aber erst mal: Am vitalstoffreichsten ist Gemüse in völlig ungegartem Zustand. Sie sollten daher darauf achten, mindestens einmal täglich ROHES Gemüse zu essen – zum Beispiel in Form von Gemüsesticks, Salat oder zu einem Smoothie verarbeitet. Sobald Gemüse erhitzt wird, gehen nämlich zahlreiche Vitalstoffe verloren.

Was Sie bei den verschiedenen Zubereitungsmethoden beachten müssen, lesen Sie jetzt:

Dämpfen: Diese Zubereitungsmethode ist die wohl schonendste Art, Gemüse zuzubereiten. Hierbei wird das Gemüse in einem Topf mit einem Siebeinsatz (oder aber einem speziellen Dampfgarer) über dem heißen Wasserdampf gegart. Der Vorteil hierbei: Dadurch, dass kein direkter Wasserkontakt besteht, bleiben sowohl Geschmack, Farbe und Form sowie die meisten Nährstoffe und Vitamine erhalten. Mehr Aroma erhalten Sie, wenn Sie ins Wasserbad Kräuter oder Gewürze geben. Je nach Gemüsesorte dauert das Dämpfen 10 bis 15 Minuten. Außerdem brauchen Sie für diesen Vorgang keinerlei Fett, was zusätzliche Kalorien einspart!

Dünsten: Zum Dünsten von Gemüse benötigen Sie nur sehr wenig Flüssigkeit (Wasser oder Brühe). Das Gemüse gart schließlich in der Flüssigkeit zusammen mit dem entstehenden Wasserdampf. Das Ganze dauert je nach Gemüsesorte um die 8 Minuten. Wichtig ist hierbei, dass Sie einen wirklich gut verschließbaren Deckel verwenden, da sonst wichtige Nährstoffe verdampfen könnten. Auch bei dieser Zubereitungsmethode bleiben die Inhaltsstoffe des Gemüses weitestgehend erhalten. Und auch hier brauchen Sie kein Fett verwenden!

Grillen und Braten: Beim Grillen und Braten sollten Sie darauf achten, das Fleisch oder Gemüse vorab nicht in zu viel Öl zu marinieren. Auch sollten Sie darauf achten, Ihre Lebensmittel nicht verkohlen zu lassen oder zu stark anzubraten – hierbei entstehen zum Teil giftige Schadstoffe, die gesundheitsschädlich sein können. Die meisten Vitamine und Inhaltsstoffe bleiben erhalten, wenn Sie Ihr Gemüse möglichst kurz, dafür aber bei großer Hitze anbraten.

Kochen: Zwar ist das Kochen eine der einfachsten Methoden, allerdings ist diese Zubereitungsart alles andere als optimal: Beim Kochen von Gemüse in Salzwasser geht nämlich oft nicht nur der „Biss" verloren, sondern auch viele Vitamine und Nährstoffe. Die meist wasserlöslichen

Vitamine wandern nämlich vom Gemüse ins Kochwasser und landen dann anschließend häufig im Ausguss. Hier gilt: Je weniger Wasser Sie verwenden, desto weniger kann verloren gehen. Wenn Sie also nicht aufs Kochen von Gemüse verzichten möchten, sollten Sie darauf achten, möglichst wenig Wasser zu verwenden und die Kochzeit so gering wie möglich zu halten. Der optimale Garpunkt ist meist bereits dann erreicht, wenn erste aromatische Gerüche aufsteigen. Ein weiterer Tipp: Das Kochwasser nicht wegschütten, sondern weiterverwenden, zum Beispiel für Saucen, Suppen oder Brühen!

Grundsätzlich sollten Sie die Zubereitungsmethode auch an die jeweilige Gemüsesorte anpassen, die Sie vor sich haben. Nicht jedes Gemüse eignet sich für jede Zubereitungsmethode!

So bietet sich Kochen eher für festes Gemüse wie Karotten und Rote Bete an, während Sorten wie Brokkoli besser gedämpft werden sollten. Beachten Sie auch, dass Sie manche Gemüsesorten in rohem Zustand gar nicht verzehren sollten – hierzu zählen zum Beispiel bestimmte Kohlsorten, die erst durch das Erhitzen genießbar werden. Auch grüne Bohnen können in rohem Zustand sogar gesundheitsschädlich sein!

ESSEN SIE DIE RICHTIGEN KOHLENHYDRATE

Sie gelten oft als die „Dickmacher" schlechthin: Kohlenhydrate. Aus diesem Grund gibt es auch zahlreiche Diäten, die auf „Low Carb", also den Verzicht oder zumindest die Reduzierung von Kohlenhydraten, setzen.

So ganz richtig ist das mit den „bösen" Kohlenhydraten allerdings nicht. Denn es gibt unterschiedliche Kohlenhydrate – welche, die gut für uns sind und andere, die eher weniger gut für uns und unsere Gesundheit sind. Kohlenhydrate also ganz allgemein zu verteufeln, ist ein großer Fehler! Immerhin sollte unsere Ernährung laut der Deutschen

Gesellschaft für Ernährung ja auch bis zu 50 Prozent aus Kohlenhydraten bestehen! Sie sind also der Hauptlieferant unseres Körpers! Neben Fetten und Eiweißen zählen Sie zu den sogenannten Makronährstoffen, die den größten Teil unserer Ernährung abbilden.

Kohlenhydrate bestehen aus Zuckermolekülen. Im Darm werden sie zu Glucose umgewandelt und dann als Energie benutzt. Der Vorteil von Kohlenhydraten zum Beispiel gegenüber von Fetten: Sie haben etwa nur die Hälfte an Kalorien, liefern unserem Körper dafür aber sehr schnell Energie. Das ist vor allem für Sportler sehr wichtig!

Wir halten also fest: Der menschliche Körper BRAUCHT Kohlenhydrate! Ein kompletter Verzicht macht keinen Sinn. Allerdings haben wir durchaus einen Einfluss darauf, WELCHE Kohlenhydrate wir zu uns nehmen. Schauen wir uns hierzu aber erst mal an, in welchen Lebensmitteln überhaupt Kohlenhydrate stecken. Oftmals werden diese nämlich nur in Nudeln, Brot oder Kartoffeln und Co. vermutet. Dabei haben neben den verschiedenen Getreidesorten auch Hülsenfrüchte wie Linsen, Bohnen und Erbsen einen hohen Anteil an Kohlenhydraten. Was viele nicht wissen: Auch Obst und Gemüse enthalten Kohlenhydrate – meist in einer solch langkettigen Form, dass wir von Ballaststoffen sprechen. Diese sind bekanntlich besonders gut für unseren Körper.

Anbei möchte ich Ihnen in tabellarischer Form aufzeigen, welche Lebensmittel gesunde Kohlenhydrate enthalten und dadurch regelmäßig auf Ihrem Speiseplan stehen sollten:

Sehr gute Kohlenhydrate	Noch günstige Kohlenhydrate	Schlechte Kohlenhydrate
Müsli ohne Zucker	Weizenvollkornbrot	Cornflakes
Vollkornbrot	Hirse	Süße Cerealien
Grobes Vollkornbrot	Couscous	Instant-Haferflocken

Pumpernickel	Basmatireis	
Hülsenfrüchte (Erbsen, Linsen)	Nudeln	Baguette
Bulgur	Gnocchi	Weißbrot / helle Brötchen
Vollkornnudeln	Pellkartoffeln	Kartoffelbrei aus Pulver
Vollkornreis	Papaya, Ananas	Pommes Frites
Pflanzliche Milch	Reiscracker	Nuss-Nougat-Creme
Nüsse und Samen		Bonbons
Salate und Gemüse		Cola
Joghurt, Quark, Käse		Limonaden / Eistee
Tomaten- und Gemüsesaft		
Grapefruitsaft		
Apfelschorle		
Äpfel, Birnen, Beeren, Kiwis		
Orangen, Aprikosen, Trauben		
Knäckebrot		
Agavendicksaft		

<u>Fazit:</u> Im Rahmen einer gesunden Ernährung sollte man ALLE Nährstoffe zu sich nehmen und nicht auf beispielsweise Kohlenhydrate verzichten. Allerdings sollte man durchaus darauf achten, dass man möglichst

gesunde und vollwertige Kohlenhydrate zu sich nimmt. Diese liefern vor allem möglichst naturbelassene Produkte. Achten Sie außerdem darauf, im Zweifel immer zu Vollkornprodukten zu greifen – diese machen im Übrigen auch schneller und länger satt!

ESSEN SIE GESUNDE FETTE UND EIWEIß E

Ebenso wichtig wie Kohlenhydrate sind für eine gesunde Ernährung Fette und Eiweiße. Während die Bedeutsamkeit von Eiweißen bzw. Proteinen weithin bekannt ist, gibt es auch beim Thema „Fette" noch viele Vorurteile und Missverständnisse: Denn auch Fette werden ähnlich wie Kohlenhydrate häufig verteufelt, ganz nach dem Motto: Fett macht fett. Das stimmt so allerdings ganz und gar nicht! Es gibt nämlich auch gute und wichtige Fette, ohne die unser Körper nicht überleben kann. Unter anderem erfüllen Fette folgende Funktionen:

1. Sie dienen neben Kohlenhydraten und Eiweißen als wichtiger Energielieferant

2. Sie sind ein wichtiger Baustein unserer Körperzellen

3. Sie werden als wärmende „Isolierschicht" unter unserer Haut gebraucht

4. Sie fungieren als Träger der fettlöslichen Vitamine E, D, A und K

Allgemein wird empfohlen, etwa 30 Prozent der täglich aufgenommenen Energie durch Fette abzudecken. Anbei möchte ich Ihnen anschaulich zeigen, welche Fette in welchen Lebensmitteln als gesund gelten und worauf Sie Ihrer Gesundheit zuliebe besser verzichten sollten:

Gesunde Fette	Ungesunde Fette
Nüsse aller Art, z.B.:	Tierische Butter
Walnüsse	Frittiertes
Cashewkerne	Pommes Frites
Mandeln	Fertiggerichte, Tiefkühlkost
Haselnüsse	Fast Food
Erdnüsse	Süßigkeiten, z.B. Milchschokolade
Paranüsse	Süßes Gebäck, z.B. Donuts
	Chips, Flips
Leinsamen	
Chia-Samen	
Hanfsamen	
Sonnenblumenkerne	
Avocado	
Oliven	
Kokosnussfleisch	
Leinöl	
Walnussöl	
Olivenöl	
Rapsöl	
Hanföl	
Sojaöl	
Sesamöl	

Sonnenblumenöl	
Joghurt	
Lachs	
Eier	
Zartbitterschokolade	

Nun wollen wir uns einem weiteren wichtigen Nahrungsbestandteil widmen: Den Eiweißen (Proteinen). Eiweißreiche Lebensmittel haben zahlreiche Vorteile: Sie machen länger satt, unterstützen den Muskelaufbau, können beim Abnehmen helfen und sind einfach gesund!

Die Deutsche Gesellschaft für Ernährung empfiehlt, dass etwa 15 bis 20 Prozent unserer Ernährung aus eiweißreichen Lebensmitteln bestehen soll. Im Optimalfall nimmt ein gesunder Erwachsener täglich pro Kilogramm Körpergewicht etwa 0,8 Gramm Eiweiß zu sich. Wer also beispielsweise 60 Kilogramm wiegt, hat einen täglichen Eiweißbedarf von 48 Gramm.

Anbei wollen wir uns anschauen, in welchen Lebensmitteln ganz besonders viel wertvolles Eiweiß steckt. Was ich Ihnen an dieser Stelle bereits verraten kann: Man braucht nicht zwingend Fleisch oder tierische Produkte, um den täglichen Eiweißbedarf abzudecken. Zwar gelten diese als wichtige Eiweißlieferanten, aber auch einige Gemüsesorten stehen diesen in nichts nach! Anbei möchte ich Ihnen die zehn besten Eiweißlieferanten vorstellen:

1. Sojaflocken
Sie werden von vielen Menschen als Alternative zu Haferflocken gegessen: Die Sojaflocken. Im Gegensatz zu Haferflocken bestehen diese allerdings fast zur Hälfte aus Proteinen. Auf 100 Gramm Flocken kommen über 40 Gramm Eiweiß. Besonders Vegetarier und Veganer sollten auf diese wertvolle Eiweißquelle regelmäßig zurückgreifen. Besonders gut

schmecken Sojaflocken im Müsli, in Gemüsepfannen oder in frischen Smoothies.

2. Parmesan

Hätten Sie das gedacht? Tatsächlich ist Parmesan in Bezug auf Proteine der absolute Spitzenreiter unter den Käsesorten. Der Hartkäse bringt es pro 100 Gramm auf ganze 38 Gramm Eiweiß!

3. Hanfsamen

Keine Sorge: Hanfsamen sind völlig legal in fast allen (Bio-)Supermärkten erhältlich und machen garantiert auch nicht high! Dafür versorgen sie uns allerdings mit einer Menge gesunder Eiweiße, was sie zu einem echten Superfood macht. Auf 100 Gramm kommen ca. 37 Gramm Eiweiße. Hanfsamen können Sie ebenfalls in Ihr Müsli, Ihr Porridge oder Ihren Smoothie geben. Auch zu Pasta schmecken sie hervorragend!

4. Harzer Käse

Auch Harzer Käse steckt voller wertvoller Proteine, die gut von unseren Muskeln verwertet werden können. 100 Gramm Käse beinhalten etwa 30 Gramm Eiweiß.

5. Serrano Schinken

Zwar sollten Sie möglichst wenig verarbeitetes Fleisch und Wurstwaren essen, falls Sie jedoch ab und an die Lust auf Wurst überkommt, sollten Sie auf Lebensmittel zurückgreifen, die Sie mit möglichst vielen Eiweißen versorgt. Besonders gut eignet sich hierfür Serrano Schinken. Dieser ist mit 30 Gramm Eiweißen auf 100 Gramm nämlich eine echte Proteinbombe!

6. Mageres Rindfleisch

Auch mageres Rindfleisch liefert extrem viel Eiweiß: 26 Gramm kommen auf 100 Gramm Fleisch. Am besten wählen Sie hierfür Filet, Hüftsteak oder die Oberschale.

7. Erdnüsse

Nüsse sind allgemein sehr gute Proteinlieferanten. Mit 26 Gramm Eiweiß auf 100 Gramm Nüsse liegt die Erdnuss allerdings auf Platz 1 –
noch vor Walnüssen, Mandeln oder Cashewnüssen. Achten Sie allerdings
darauf, dass Sie Erdnüsse möglichst pur zu sich nehmen und auf die in
Öl geröstete Variante verzichten.

8. Seitan

Sie haben noch nie etwas von Seitan gehört? Dann wird es höchste Zeit!
Seitan ist nämlich ein toller, veganer Eiweißlieferant und kann in der Küche als veganer Fleischersatz eingesetzt werden. Er liefert 25 Gramm Eiweiß pro 100 Gramm. Außerdem ist Seitan extrem fett- und kalorienarm
und damit auch gut für die schlanke Linie.

9. Kürbiskerne

Auch Kürbiskerne sind eine hochwertige und vor allem vegane Proteinquelle mit sehr gesunden Inhaltsstoffen. In den Kernen stecken ganze 24
Gramm Eiweiß pro 100 Gramm. Sie schmecken gut zu Müsli, Porridge
oder als Topping über die Pasta. Aber auch als Snack für zwischendurch
eignen sie sich toll!

10. Thunfisch

Wenn es um den Proteingehalt bei Fischen geht, hat der Thunfisch die
Nase vorn. Ein weiterer Vorteil: Das aus dem Thunfisch gewonnene Pro-
tein kann vom menschlichen Körper fast komplett in Muskelmasse umgewandelt werden. Etwa 23 Gramm Eiweiß kommen auf 100 Gramm
Thunfisch.

HÖREN SIE AUF, WENN SIE SATT SIND UND WÄHLEN SIE DIE RICHTIGE PORTIONSGRÖSSE

In erster Linie geht es beim gesunden Essen natürlich um das, WAS man isst. Eine nicht ganz unwichtige Rolle spielt allerdings auch die Menge, die man zu sich nimmt. Wer sich nämlich dauerhaft „überisst", riskiert Übergewicht, welches wiederum zahlreiche andere gesundheitliche Nebenwirkungen mit sich bringt. Zum gesunden Essen gehört also auch eine gesunde „Portion", von der Sie satt werden und die Ihnen ausreichend Energie liefert. Die gute Nachricht vorab: Grundsätzlich können Sie von Gemüse und Obst gar nicht wirklich zu viel essen. Da aber nicht immer nur Gemüse und Obst auf dem Teller landen, sondern verständlicherweise auch ab und an „deftigere" Gerichte, ist es wichtig zu wissen, was die richtige Portionsgröße ist und wie man merkt, dass man satt ist.

Denn genau das stellt für viele Menschen ein Problem dar: Sie haben ihr Gespür für das Sättigungsgefühl verloren. Das führt häufig dazu, dass man sich komplett überisst und sich anschließend alles andere als wohlfühlt. Das zu vermeiden, kann jeder schaffen. Denn JEDER Körper meldet einem, wann er satt ist – man muss eben nur genau genug hinhören.

Doch woher kommt es, dass manche Menschen ihr Sättigungsgefühl und das Gespür für die richtige Portion verloren haben? Vor allem liegt das an der Schnelllebigkeit unserer heutigen Zeit. Da wird ganz nebenbei am Arbeitsplatz vor dem Computer gegessen oder hektisch in der U-Bahn auf dem Weg zum nächsten Meeting noch das Frühstück verspeist. Essen wird dabei zur Nebenbeschäftigung – und genau das ist ein Fehler! Denn sobald das Essen nur noch eine Nebenrolle einnimmt und man durch verschiedene Umweltreize davon abgelenkt wird, nehmen wir überhaupt gar nicht mehr wahr, wenn sich unser Körper meldet und uns mitteilen will: Hey, ich bin satt! Anstatt aufzuhören, essen wir mit Blick auf den Laptop weiter – manchmal auch, um Stress abzubauen oder uns zu belohnen.

Das Fatale: Oft wird Essen innerhalb kürzester Zeit verschlungen. Tatsächlich ist es aber so, dass das Sättigungsgefühl in der Regel erst ab 20 Minuten eintritt! Aus diesem Grund ist es wichtig, bewusst und vor allem langsam zu essen. Überfordern Sie Ihren Körper nicht und bedenken Sie, dass dieser Zeit benötigt, um das Essen aufzunehmen und zu verarbeiten. Kauen Sie jeden einzelnen Bissen mehrere Male und versuchen Sie wirklich, sich NUR auf Ihr köstliches Essen zu konzentrieren – legen Sie das Smartphone also mal bewusst zur Seite oder schalten Sie den Fernseher aus.

Auch Gewohnheiten können dazu führen, dass wir unser Gefühl für Sättigung oder die richtige Portion verloren haben. Hier ein Beispiel: Wenn Sie von klein an so erzogen wurden, dass man IMMER den Teller leer essen muss, werden Sie diese Gewohnheit auch als Erwachsener nur schlecht ablegen können – und das, obwohl Sie eigentlich schon lange satt sind. Oder haben Sie es sich zur Gewohnheit gemacht, IMMER um 4 Uhr einen Kaffee und ein Stück Kuchen zu essen? Zu dieser Kategorie zählen übrigens auch die drei Regelmahlzeiten am Tag. Anstatt Ihr Essverhalten an Regeln und Gewohnheiten zu orientieren, sollten Sie viel lieber mehr auf Ihren Körper hören.

Eine weitere wichtige Unterscheidung, die Sie machen sollten, ist die zwischen echtem Hunger und Heißhunger. Denn oft ist es gerade der Heißhunger, der uns dazu verleitet, über die Stränge zu schlagen. Heißhunger macht sich häufig dadurch bemerkbar, dass er sich mit Appetit auf ein ganz bestimmtes Nahrungsmittel meldet. Häufig handelt es sich hierbei um Süßigkeiten. Hierbei handelt es sich allerdings nicht um echten Hunger! Überprüfen können Sie dies auch, indem Sie zurückrechnen, wann Sie Ihre letzte richtige Mahlzeit zu sich genommen haben. Bei einer ausgiebigen und nährstoffreichen Mahlzeit braucht der Körper nämlich vier bis sechs Stunden, bis er wieder Hunger entwickelt.

Wer also schon zwei Stunden nach dem Mittagessen wieder Hunger hat, hat sehr wahrscheinlich einfach nur Appetit auf etwas Bestimmtes, das für kurzzeitige Glücksgefühle sorgen soll. Dies kann verschiedene Ursachen haben: Entweder haben Sie wirklich zu wenig zu Mittag gegessen, so dass Ihr Körper nie richtig satt war, oder Sie und Ihr Körper sind unzufrieden mit dem, was Sie zuvor gegessen hatten. Möglicherweise möchte Ihnen Ihr Körper dann signalisieren, dass es ihm an bestimmten Nährstoffen und Vitaminen mangelt. Auch „ungesunde" Lebensmittel wie Pommes sorgen dafür, dass sich schon nach kürzester Zeit wieder ein Hungergefühl einstellt. Die darin enthaltenen „schlechten" Kohlenhydrate sorgen nämlich dafür, dass sie extrem schnell vom Stoffwechsel verarbeitet werden und so sehr schnell wieder ein Hungergefühl entsteht.

Anbei möchte ich Ihnen einige wichtige Tipps mit auf den Weg geben, die Ihnen zum einen dabei helfen können, **Ihr natürliches Sättigungsgefühl wieder zu finden, zum anderen können Sie so die richtige Portionsgröße für Sie herausfinden**:

1. Fangen Sie jede Mahlzeit mit einer kleinen Portion an. Was Sie auf keinen Fall machen sollten: Den Teller randvoll packen. Oft fühlt man sich dann gezwungen, alles aufzuessen, obwohl man schon längst satt ist. Auch die Psyche spielt dabei eine wichtige Rolle: Immerhin hat man ja insgesamt dann „nur" einen Teller gegessen. Was für viele Menschen auch gut funktioniert: Einfach kleinere Teller benutzen. Dann können Sie den Teller nämlich getrost auch etwas voller machen, ohne mehr zu essen.

2. Ein ebenso wichtiger Tipp: Essen Sie langsam! Den Grund hierfür kennen Sie ja bereits: Es dauert eben eine gewisse Zeit, bis Ihr Körper Ihnen Rückmeldung darüber gibt, ob er satt ist oder nicht. Halten Sie deswegen auch ruhig während des Essens öfter mal inne und hören Sie in sich hinein. Selbstverständlich geht das am besten, wenn man sich völlig auf sich selbst konzentrieren kann und nicht vom PC oder Fernseher abgelenkt wird.

3. Häufig verwechseln wir Durst mit Hunger. Wer also zwischen den Mahlzeiten von Heißhunger geplagt wird, sollte, bevor man zu Snacks greift, erst mal einige Schlucke Wasser oder ungesüßten Tee trinken. Der vermeidliche Hunger erledigt sich dann oftmals ganz von allein!

ESSEN SIE ACHTSAM UND GENIEßEN SIE

Essen sollte nicht nur gesund sein und gut schmecken, sondern rundum Spaß machen! Aus diesem Grund sollten Sie sich nicht nur Gedanken darum machen, WAS Sie essen, sondern auch darüber, WIE Sie essen. Denn viel zu oft schenken wir dem WIE und unseren Sinneseindrücken während des Essens viel zu wenig Aufmerksamkeit.

Dass wir häufig aufgrund von Ablenkung, beispielsweise durch Fernsehen, Smartphone und Co., zu viel und zu unaufmerksam essen, wissen Sie bereits. Aber wussten Sie auch, dass dadurch fast der ganze Genuss am Essen verloren geht? Wenn nebenbei nämlich der Fernseher läuft, konzentrieren wir uns nicht wirklich auf die Nahrungsaufnahme. Fast automatisiert „futtern" wir vor uns hin und sitzen dann plötzlich vor einem leeren Teller. Die ganzen Kalorien sind dann zwar in uns – aber wir haben davon nicht wirklich was gehabt. Naja, außer einen vollen Magen. Mit Genuss und Achtsamkeit hat das nichts zu tun!

Auf Dauer kann ein solches Essverhalten sogar unsere Gesundheit beeinträchtigen, da man so auf Dauer viel zu viel isst und der Körper dadurch immer träger wird.

Bitte machen Sie sich immer wieder klar: Essen ist so viel mehr als die bloße Aufnahme von Nahrung! Essen ist ein Genuss und pure Lebensfreude. Essen kann ein wahnsinnig positives Gefühl bei Ihnen auslösen, das für Wohlbefinden sorgt. Wer genießen kann, lässt automatisch das Angenehme und Schöne in sein Leben. Außerdem zeigt es, dass Sie sich selbst wichtig sind und dass Sie Ihren eigenen Wert kennen. Sie kümmern sich um sich selbst!

Wer sich Zeit fürs Essen und Genießen nimmt, nimmt sich also zugleich auch immer Zeit für sich selbst. Essen kann so zu einem kleinen, aber wichtigen Glücksmoment in Ihrem Alltag werden. Betrachten Sie jede liebevoll zubereitete Mahlzeit doch einfach als eine kleine Auszeit vom stressigen Alltag, die Sie sich und Ihrem Körper und Geist gönnen. Tun Sie sich etwas Gutes und schöpfen Sie dadurch neue Energie!

Wichtig zu wissen: Genuss funktioniert nicht mal eben so nebenbei. Genuss braucht Zeit! Und außerdem ist Genuss etwas sehr Individuelles. Sie müssen mit der Zeit herausfinden, was Ihnen besonders gut schmeckt – und natürlich auch, was Ihnen und Ihrem Körper besonders guttut. Schärfen Sie Ihre Sinne und nehmen Sie eine achtsame Haltung ein!

Aber was genau versteht man nun unter Achtsamkeit? Im Grunde ist es mit der Achtsamkeit nicht schwer – nur leider scheinen wir doch viel zu oft zu vergessen, was achtsam leben bedeutet. Denn im Alltag leben wir viel zu selten danach.

Achtsamkeit bedeutet, mit allen Sinnen am Leben teilzunehmen. Auf Essen bezogen, bedeutet es also: Genießen Sie Ihr Essen mit allen Sinnen! Und leben Sie im Hier und Jetzt – genießen Sie den Augenblick. Riechen Sie doch auch einmal an den Lebensmitteln und nehmen Sie die unterschiedlichen Gerüche in sich auf. Greifen Sie gerne auch zu und betasten Sie diese. Wie fühlen sie sich an? Und ganz wichtig: Sehen Sie ganz genau hin! Nicht umsonst gibt es den Spruch: „Das Auge isst mit!" Und auch den Geschmack jedes einzelnen Bestandteils Ihres Essens sollten Sie ganz bewusst wahrnehmen. Wichtig dabei ist, dass Sie Ihre Sinneseindrücke einfach hinnehmen. Bewerten Sie sie nicht.

Was Sie bereits unter dem letzten Unterpunkt gelernt haben, spielt auch beim achtsamen Essen eine wichtige Rolle: Nehmen Sie Ihr Essen nicht nur mit allen Sinneseindrücken wahr, sondern bekommen Sie auch das richtige Gespür für Ihr Sättigungsgefühl. Stellen Sie sich öfter die Frage: Bin ich gerade wirklich hungrig? Oder braucht mein Körper gerade etwas anderes? Lernen Sie Ihren Körper kennen – denn er weiß ganz genau, wann, wie viel und was er essen möchte. Wir müssen nur lernen, das zu verstehen.

Anbei möchte ich Ihnen ein paar praktische Tipps und Tricks mit auf den Weg geben, mit Hilfe derer Sie lernen können, achtsamer zu essen:

1. Achtsamkeit beginnt nicht erst in der Küche, sondern bereits beim Einkaufen der Lebensmittel. Auch hier gilt: Tasten, riechen und beäugen Sie! Worauf haben Sie Lust? Was spricht Sie besonders an?

2. Am besten kann man natürlich Mahlzeiten genießen, die richtig gut schmecken. Besonders intensiv sind regionale, saisonale und frische Zutaten. Zudem sind sie vitaminreicher und damit auch gesünder. Greifen Sie also öfter mal auf dem heimischen Wochenmarkt zu!

3. Dass Sie sich Ihrer Gesundheit zuliebe möglichst bunt und ausgewogen ernähren sollen, wissen Sie bereits. Aber auch für das allgemeine Wohlbefinden ist das super wichtig! Denn so kann keine Langeweile aufkommen und Sie können bei jeder Mahlzeit neue Sinneseindrücke gewinnen!

4. Steigern Sie Ihre Vorfreude aufs Essen! Bevor Sie also loslegen, sollten Sie sich nochmal ganz genau anschauen, was Sie gleich essen werden. Riechen Sie gerne auch nochmal daran und lassen Sie dabei echte Vorfreude in sich aufkommen.

5. Dies ist der wahrscheinlich wichtigste Punkt: Nehmen Sie sich ganz bewusst Zeit für Ihre Mahlzeiten! Die Zeit, in der Sie essen, gehört ganz alleine Ihnen! Lassen Sie sich von nichts ablenken und lernen Sie zu genießen. Essen herunterzuschlingen, macht zwar vielleicht satt, aber ganz bestimmt nicht glücklich! Wer wirklich genießen möchte, muss sich dafür auch Zeit nehmen.

6. Kauen Sie langsam. Dadurch bekommen Sie nicht nur hinsichtlich Ihres Sättigungsgefühls ein besseres Gespür, sondern kann sich dadurch auch erst der Geschmack des Essens richtig entfalten. Was schmeckt Ihnen besonders?

7. Schließen Sie während des Essens ruhig auch mal die Augen! Konzentrieren Sie sich wirklich nur aufs Kauen und die Geschmacksexplosion in Ihrem Mund.

8. Verschieben Sie Ihre Sorgen und Probleme auf später. Während des Essens ist dafür nämlich kein Platz! Die wertvolle Essenspause sollte auf keinen Fall zum Grübeln genutzt werden, denn da geht die Achtsamkeit verloren.

Sie sehen also: Achtsam zu essen und zu genießen, ist gar nicht schwer! Natürlich ist es nicht immer und überall möglich, achtsam zu essen. Vor allem im Büro gestaltet sich dies oft schwierig. Dennoch sollten wir immer dankbar für unser Essen sein und es zu schätzen wissen.

Achtsamkeit bedeutet übrigens NICHT, alles bis ins kleinste Detail zu analysieren. Vielmehr geht es darum, das eigene Bewusstsein zu schärfen und uns klar zu machen, wie selten wir unser Essen wirklich bewusst genießen.

Vergessen Sie nicht: Sie haben es in der Hand, wie viel Zeit Sie sich für Ihr Essen nehmen wollen und welchen Stellenwert es in Ihrem Leben einnimmt. Schenken Sie sich jeden Tag (mindestens) einen Glücksmoment und erlauben Sie sich Genuss! Dadurch werden Sie auch ganz von selbst lernen, was Ihnen und Ihrem Körper guttut.

TRINKEN SIE AUSREICHEND WASSER

Nachdem sich hier nun alles ums Essen gedreht hat, widmen wir uns nun einem Thema, das ebenso wichtig ist: Dem Trinken. Was, wie viel und warum sollten wir trinken? Das sind möglicherweise ein paar der Fragen, die Ihnen gerade durch den Kopf schießen. Schauen wir uns das Ganze doch einmal genauer an. Eigentlich weiß jeder, dass es wichtig ist, vieeeel Wasser zu trinken – und doch trinken wir meist zu wenig. Dabei ist eine ausreichende Flüssigkeitszufuhr für die Gesundheit des Körpers essentiell. Ohne Nahrung kann der Mensch theoretisch wochenlang überleben – Mahatma Gandhi schaffte es sogar ganze 21 Tage lang! Ohne Wasser hingegen hält es der Mensch nur wenige Tage lang aus. Dies liegt unter anderem daran, dass unser menschlicher Körper selbst aus fast 70 Prozent Wasser besteht. Bei einem geringeren Wassergehalt kommt es zur Dehydration – und genau das ist für unseren Körper gar nicht gut. Denn dabei werden dem Blut und dem körpereigenen Gewebe immer mehr Wasser entzogen. Infolgedessen verdickt sich das Blut und kann nicht mehr so gut fließen. Das wiederum führt dazu, dass die Sauerstoff- und Nährstoffversorgung herabgesetzt wird und es zu körperlichen und geistigen Beeinträchtigungen kommt.

Um das zu verhindern, sollten wir also darauf achten, stets ausreichend Flüssigkeit zu uns zu nehmen. Aber wie viel Wasser brauchen wir? Der genaue Flüssigkeitsbedarf ist natürlich von Mensch zu Mensch in Abhängigkeit vieler individueller Faktoren unterschiedlich. So benötigt ein Mensch, der regelmäßig in die Sauna geht oder viel Sport treibt und dadurch mehr schwitzt, mehr Wasser als eine Person, die den ganzen Tag im Büro sitzt. Auch die Umgebungstemperatur, die Speisenzusammensetzung und unser individueller Energieumsatz spielen dabei eine wichtige Rolle.

Als Faustregel kann man sich jedoch merken: Eine erwachsene Person sollte pro Tag etwa 40 bis 50 ml Wasser pro Kilogramm Körper zu sich nehmen. Bei einer Person mit 60 Kilogramm wären dies dann also 2,4 bis 3 Liter. Man kann übrigens auch ganz leicht kontrollieren, ob man genug Flüssigkeit zu sich nimmt: Wenn der Urin fast wasserklar ist, kann man sich sicher sein, genug getrunken zu haben. So äußert sich übrigens ein Flüssigkeitsmangel:

1. Durst

2. Mundtrockenheit oder verminderte Produktion von Speichel

3. Kopfschmerzen

4. Gewichtsabnahme

5. Schluckbeschwerden, geschwollene Zunge

6. Verstopfungen

7. Erhöhte Körpertemperatur bis hin zu Fieber

8. Verdicktes Blut

9. Beschleunigter Herzschlag

10. Verwirrtheit oder Konzentrationsprobleme

11. Muskelkrämpfe

12. Kreislaufkollaps

Aber kann man auch zu viel Wasser trinken? Theoretisch: Ja! Allerdings ist eine sogenannte Wasservergiftung (Intoxikation) extrem selten und kommt nur dann vor, wenn beispielsweise die Nieren nicht mehr richtig arbeiten und deren Ausscheidefunktion überfordert ist. Mehr als 10 Liter sollte man als erwachsene Person am Tag dennoch nicht trinken – dies ist in etwa die Menge an Flüssigkeit, die ein Erwachsener langfristig pro Tag maximal aufnehmen kann.

Folgende Symptome können bei übermäßigem Wasserkonsum auftreten:

1. Atembeschwerden

2. Wasseransammlungen im Körper und im Gewebe

3. Krämpfe und Verwirrtheit

4. Beschleunigter Herzschlag

So viel also zur empfohlenen Menge. Nun stellt sich jedoch eine weitere wichtige Frage: WAS sollten wir eigentlich trinken?

Gesunde Getränke:

Völlig ausreichend und eigentlich optimal für unsere Gesundheit ist Leitungswasser. Hier in Deutschland wird dieses nämlich täglich auf Keime und Bakterien untersucht. Daher ist dies auch in Deutschland völlig unbedenklich und genießbar! Zusammen mit stillem Mineralwasser ist dies optimal, um täglich ausreichend Flüssigkeit zu sich zu nehmen und den natürlichen Wasserverlust des Körpers auszugleichen.

Grundsätzlich sollten Sie übrigens auch stilles Wasser gegenüber kohlensäurehaltigem Wasser vorziehen. Kohlensäure kann nämlich nicht nur zu Blähungen führen, sondern ist dieser Inhaltsstoff auch unter Forschern umstritten.

Falls Ihnen „ganz normales" Wasser dennoch zu langweilig ist, gibt es einige gesunde Alternativen, auf die Sie zurückgreifen können. Zu empfehlen sind in diesem Zusammenhang beispielsweise ungezuckerte Kräuter- oder Früchtetees. Diese schmecken übrigens nicht nur heiß, sondern im Sommer auch als Eistee! Auch Wasser mit verdünnten Fruchtsäften ist geeignet.

Natürlich muss auch niemand auf seinen heiß geliebten Kaffee verzichten. Allerdings gilt auch hier: Genießen Sie diesen in Maßen und nicht in Massen! Bis zu vier Tassen Kaffee gelten als unbedenklich.

Weniger gesunde Getränke

Zu den Getränken, die Sie Ihrer Gesundheit zuliebe eher vermeiden sollten, gehören Energie-Drinks und Cola-Getränke. Diese Getränke enthalten neben wahnsinnig viel Zucker (und Kalorien) nämlich auch noch Koffein. Einige Studien zeigen sogar, dass der übermäßige Konsum von Energie-Drinks zu Herzproblemen und anderen gesundheitlichen Einschränkungen führen kann!

Auch Limonaden eignen sich nicht, um den täglichen Flüssigkeitsbedarf des Körpers abzudecken. Sie enthalten ebenfalls viel zu viel Zucker und „leere" Kalorien. Das heißt: Sie enthalten kaum wichtige Vitamine und Mineralstoffe!

Vorsichtig sollte man auch mit puren Fruchtsäften umgehen. Zwar werben diese oft mit einem Fruchtgehalt von 100 Prozent und sehen daher sehr einladend und eigentlich gesund aus – allerdings ist in diesen Säften ebenfalls ein wahnsinnig hoher (natürlicher) Zuckeranteil enthalten. Sie sollten lieber auf Schorlen zurückgreifen. Zwar sind in Fruchtsäften meist durchaus auch wichtige Vitamine enthalten, allerdings sollten Sie hierfür lieber zu „richtigem" Obst in seiner puren Form greifen.

Nicht unerwähnt darf an dieser Stelle natürlich auch der Alkohol bleiben. Klar: Das ein oder andere Bier oder Glas Rotwein ist ab und zu schon in Ordnung. Allerdings sollten Sie Alkohol keinesfalls täglich trinken – schon alleine aufgrund der Suchtgefahr! Als Durstlöscher ist Alkohol ohnehin absolut ungeeignet und in zu großen Mengen auch extrem gesundheitsgefährdend.

Man kann also festhalten: Die beste und gesündeste Möglichkeit, um den körperlichen Wasserverlust auszugleichen, bietet Wasser. Weitere Vorteile, die das Trinken von ausreichend Wasser (mindestens 2,5 bis 3 Liter pro Tag!) mit sich bringt, lesen Sie jetzt:

1. Wer viel Wasser trinkt, darf sich über eine schönere und jünger wirkende Haut freuen! Schon nach nur wenigen Tagen macht sich ein Unterschied bemerkbar: Die Haut wird straffer und praller – das zusätzliche Wasser polstert die Haut wortwörtlich auf. Bei mangelnder Flüssigkeit können hingegen Trockenheitsfältchen und ein fahler Teint entstehen.

2. Wer mehr als drei Liter pro Tag trinkt, darf sich außerdem auf mehr Energie freuen und sich von Müdigkeit und Erschöpfung verabschieden. Das Wasser sorgt nämlich dafür, dass unser Stoffwechsel optimal funktioniert und dementsprechend mehr Nährstoffe in die Zellen

gelangen. Daraus resultiert schließlich die verbesserte Leistungsfähigkeit sowie das Plus an Energie.

3. Ein weiterer Vorteil: Wasser trinken beugt Kopfschmerzen vor. Der Hauptgrund für Kopfweh und Migräne ist nämlich Dehydration – immerhin besteht unser Hirn aus 95 Prozent Wasser! Schon beim kleinsten Flüssigkeitsmangel wird es nicht mehr optimal mit Sauerstoff und Wasser versorgt. Dadurch schrumpft es in sich zusammen und meldet Schmerzsignale.

4. Sie wissen ja bereits: Oft verwechseln wir Hunger- mit Durstgefühl. Wer aber den ganzen Tag über ausreichend Wasser zu sich nimmt, wird grundsätzlich unter weniger Heißhungerattacken leiden.

5. Auch die Gelenke werden es Ihnen danken. Mit der Zeit lässt nämlich die Gelenkflüssigkeit immer mehr nach. Die häufige Folge: Krankheiten wie Rheuma, Arthritis, Rückenschmerzen oder Bandscheibenprobleme. Denn: Wasser dient als „Puffer" zwischen den Gelenken. Ein Mangel kann also fatal sein und lässt sich nur durch genug Trinken vorbeugen.

6. Tatsächlich wirkt viel Wasser trinken auf den Körper auch entgiftend. Wasser schwemmt nämlich Schlacken und Gifte aus unserem Körper und unterstützt gleichzeitig die Funktionen der Leber und Nieren. Würden diese beiden Organe nicht mehr richtig arbeiten, würde es sofort zu einer Vergiftung im Körper kommen.

7. Auch unsere Augen danken uns für mehr Flüssigkeit. Diese bestehen nämlich zu fast 99 Prozent aus Wasser! Durch übermäßigen Bildschirmkonsum (Handy, PC, Fernseher) werden unsere Augen stark gereizt, was unter anderem zu Rötungen führen kann. Viel Wasser lässt unsere Augen zum Glück wieder strahlen!

8. Wie ein Wundermittel wirkt Wasser auch bei Müdigkeit und Konzentrationsschwäche: Diese Symptome können eintreten, wenn unser Hirn mit zu wenig Wasser versorgt ist.

9. Was viele nicht wissen: Auch unsere Knochen bestehen aus bis zu 22 Prozent Wasser. Wenn man zu wenig trinkt, holt der Körper das Wasser irgendwann schließlich auch aus den Knochen. Das kann die Entstehung von Osteoporose oder Knochenschwund begünstigen.

10. Und auch unsere Muskeln bestehen zum Großteil aus Wasser: Aus nämlich 75 Prozent! Wer besonders leistungsfähig sein möchte – zum Beispiel beim Sport –, braucht viel Wasser. Dadurch können sich die Muskeln auch schneller regenerieren, wachsen und Krämpfen Widerstand leisten.

Genug Gründe, um jeden Tag ausreichend Wasser zu trinken, oder? Mit diesen Tipps geht das sogar ganz leicht:

1. Trinken Sie nicht nur, wenn Sie Durst haben. Genau genommen ist es dann nämlich schon zu spät, weil der Körper dann bereits signalisiert, dass er dehydriert ist. Gewöhnen Sie sich anstatt dessen an, immer wieder zwischendurch ein Glas Wasser zu sich zu nehmen.

2. Nehmen Sie immer und überall Ihre Wasserflasche mit und platzieren Sie diese möglichst in Ihrem Sichtfeld – so vergessen Sie das Trinken nicht!

3. Flüssigkeit kann man auch über Lebensmittel zu sich nehmen! Hierfür bieten sich besonders wasserhaltige Lebensmittel, wie zum Beispiel Wassermelonen, an.

4. Wer nicht auf Geschmack verzichten möchte, kann sein Wasser mit etwas Obst „aufpeppen", zum Beispiel Zitronenscheiben oder Beeren. Schmeckt nicht nur lecker, sondern ist auch noch gesund!

Ernährungstipps aus aller Welt

So unterschiedlich und bunt die Bevölkerung auf der Erde ist, genauso unterschiedlich sind auch die Essgewohnheiten in den verschiedenen Ländern. Von einigen Ländern können wir sogar noch einiges lernen! Am besten schauen wir uns hierfür an, wo auf der Welt die gesündesten und ältesten Menschen leben.

Ganz besonders stechen in diesem Zusammenhang fünf Gebiete auf der ganzen Welt heraus: Hier werden die Menschen überdurchschnittlich alt und sind zugleich überdurchschnittlich gesund und glücklich. Die Rede ist von den sogenannten „Blue Zones". Diese stehen also nicht nur für ein überdurchschnittlich hohes Alter der Bewohner, sondern ganz besonders dafür, dass sich die Menschen dort bis ins hohe Alter bester Gesundheit erfreuen. Zwar werden die Menschen dank der modernen Medizin mittlerweile auch in Deutschland sehr alt, allerdings geht ein hohes Alter hierzulande auch häufig mit Krankheiten einher. Oftmals als Folge des typischen westlichen Lebensstils: Zu viel essen, zu viel sitzen, zu viel Stress und zu wenig Bewegung.

Irgendetwas müssen die Blue Zones also anders machen. Identifiziert wurden sie von dem Wissenschaftler Dan Buettner, der hierfür mit einigen anderen Forschern jahrelang um die ganze Welt reiste, um die Orte mit den gesündesten Menschen der Welt zu finden. Natürlich ging es dem Forscher-Team ganz besonders darum, herauszufinden, WIESO die dort lebenden Menschen so alt und gesund sind – denn Diäten oder Verjüngungskuren stehen dort ganz bestimmt nicht auf dem Plan. Was er herausgefunden hat und was wir davon lernen können, möchte ich Ihnen nun vorstellen.

Das sind die besagten fünf Blue Zones:

1. Ikaria in Griechenland

2. Okinawa in Japan

3. Ogliastra auf Sardinien

4. Loma Linda in Kalifornien

5. Die Halbinsel Nicoya in Costa Rica

Sie sehen also: Die Blue Zones sind tatsächlich über die ganze Welt verteilt! Es handelt sich um völlig verschiedene Bevölkerungsgruppen und geographische Gegebenheiten – und dennoch scheinen sie alle Gemeinsamkeiten zu haben.

... wollen wir uns das Geheimnis dahinter doch mal genauer anschauen!

Blue Zone 1: Ikaria in Griechenland

Die griechische Insel Ikaria wird von etwa 8.000 Einwohnern bewohnt. Ganz besonders sticht dieser Ort dadurch hervor, dass er weltweit die niedrigste Sterberate im mittleren Alter hat. Dan Buettner führt dies vor allem auf die gesunde Ernährung der Inselbewohner zurück. Sie ernähren sich hauptsächlich von frischem Gemüse, Olivenöl und Fisch. Im Volksmund wird diese Ernährungsweise auch „Mittelmeerdiät" genannt.

Auch die Einwohner selbst glauben, dass sie ihre Gesundheit dem vielen biologischen Gemüse sowie dem sauberen Wasser zu verdanken haben. Allerdings führten sie auch an, dass vor allem auch der ständige Wind vom Meer sehr gesund sei. Einige Bewohner hoben vor allem die Freundlichkeit und Herzlichkeit hervor, die auf der Insel vorherrscht. Auch der ausgeprägte Sinn für Gemeinschaft wurde oft als Grund genannt.

Blue Zone 2: Okinawa in Japan

Auch Okinawa ist eine Insel – und zwar im Süden von Japan gelegen. Auf der Insel herrscht subtropisches Klima. Bekannt wurde dieser Ort durch die Tatsache, dass dort die ältesten Frauen der Welt leben. Die Ernährungsweise der Inselbewohner sticht vor allem deswegen hervor, weil etwa 67 Prozent ihrer Ernährung aus Süßkartoffeln besteht! Neben Süßkartoffeln verspeisen sie jedoch auch viel Soja und verschiedenste Gemüsesorten.

Neben der Ernährung der Inselbewohner ist wohl vor allem auch ihre positive Einstellung dem Leben gegenüber für ihr gesundes Leben verantwortlich: Sie setzen nämlich auf das Prinzip „Ikagai", was so viel bedeutet wie „lebenswert". Den Inselbewohnern ist beispielsweise materieller Erfolg eher unwichtig. Anstatt dessen ist für sie von größerer Bedeutung, seine wahre Berufung zu finden – und dieser dann eben auch bis ins hohe Alter nachzugehen. So sollen auf der Insel zum Beispiel auch über 80-Jährige leben, die noch täglich für den dort jährlich stattfindenden Zehnkampf trainieren.

Blue Zone 3: Ogliastra auf Sardinien

Ogliastra auf Sardinien wurde zur Blue Zone erklärt, weil dort die ältesten Männer der Welt leben. Die meisten von ihnen arbeiten dort übrigens bis ins sehr hohe Alter als Hirten. Die Bewohner dieses Ortes sind sich sicher: Ihre Gesundheit haben sie ihrer gesunden Ernährung zu verdanken. Hauptsächlich ernähren sie sich von pflanzlichen Lebensmitteln, wie Getreide, Kartoffeln, Bohnen und verschiedenen Gemüsesorten. 25 Prozent ihrer Ernährung machen etwa Milchprodukte aus, die sie aus ihren eigenen Weidetieren gewinnen. Diese enthalten viele wertvolle Omge-3-Fettsäuren, die eine wichtige Funktion für die körperliche Gesundheit einnehmen.

Einige Bewohner gaben jedoch auch an, dass sie so alt werden, weil sie ein Leben lang bei ihrer eigenen Familie bleiben und dort das Ansehen im Alter immer weiter zunimmt.

Blue Zone 4: Loma Linda in Kalifornien

Loma Linda ist eine kleine Stadt in Kalifornien, in welcher ganz besonders viele in der christlichen Religionsgemeinschaft der Siebenten-Tags-Adventisten leben. Diese leben durchschnittlich vier bis zehn Jahre länger als der durchschnittliche Bürger Kaliforniens.

Außerdem erkranken sie nachweislich seltener an Herz-Kreislauf-Erkrankungen oder Krebs. Auch hier vermuten die Wissenschaftler einen Zusammenhang zwischen der hohen Lebenserwartung und der Ernährung der Bewohner der Kleinstadt. Die Einwohner ernähren sich komplett pflanzlich und natürlich und setzen auf viel Gemüse und Obst. Bis zu 27 Prozent ihrer Ernährung decken sie mit Obst ab!

Die Adventisten selbst sagen, dass auch ihr tiefer Glaube eine große Rolle spielt und sie deshalb bis ins hohe Alter so gesund sind. Tatsächlich ist das auch rein wissenschaftlich gesehen nicht auszuschließen, denn: Es konnte nachgewiesen werden, dass Menschen, die einen starken Glauben haben, durchschnittlich etwas älter werden und gleichzeitig auch länger gesund bleiben.

Blue Zone 5: Die Nicoya Halbinsel in Costa Rica

Auf dieser Halbinsel auf dem amerikanischen Kontinent ist die Sterberate von Menschen im mittleren Alter ebenfalls überdurchschnittlich niedrig. Außerdem leben hier – nach der Blue Zone auf Sardinien – die zweit ältesten Männer der Welt. Auch hier mag der starke soziale Zusammenhalt sowie die Spiritualität der Bewohner eine große Rolle spielen.

Hauptverantwortlich für das gesunde Leben der Einwohner sei laut Wissenschaftlern allerdings auch die Ernährung: Diese besteht zum Großteil aus pflanzlichen Lebensmitteln. Etwa 25 Prozent der Ernährung besteht aus frischen und selbst produzierten Milchprodukten.

Was können wir nun also von den Bewohnern der Blue Zones lernen? Was ist ihr Geheimnis für ein langes, aber vor allem auch gesundes Leben?

1. Eine Gemeinsamkeit, die sofort ins Auge sticht: Alle Bewohner der Blue Zones scheinen sich sehr gesund zu ernähren. Zwar unterscheiden sich die Lebensmittel, die die Bewohner an den jeweiligen Orten zu sich nehmen und auch zwischen den jeweiligen Makronährstoffverteilungen liegen große Unterschiede vor – doch eine entscheidende Sache haben sie ALLE gemeinsam: Sie ernähren sich zum größten Teil pflanzenbasiert und essen ausschließlich frische und unverarbeitete Lebensmittel. Darunter viel frisches Gemüse, Obst, Hülsenfrüchte, Kartoffeln und Vollkorngetreide. Der Fleisch- und Fischkonsum fällt hingegen in allen Blue Zones extrem gering aus! Daran können wir uns auf jeden Fall ein Beispiel nehmen!

2. Eine weitere Gemeinsamkeit ist die, dass alle Blue Zones in gewisser Hinsicht vom Rest der Welt „isoliert" leben: Meist handelt es sich um Inseln oder Halbinseln.

3. Außerdem leben die Menschen in den Blue Zones tendenziell eher traditionell. Die meisten von ihnen leben von der Landwirtschaft und sind als Bauern oder Hirten tätig. Außerdem sind ihnen traditionelle Werte wie Familie und Glaube wichtig.

4. Die Bewohner der Blue Zones verbringen viel Zeit an der frischen Luft und bewegen sich regelmäßig.

5. Zu unterschätzen sind auch nicht die sozialen Netzwerke der Blue Zones: Diese sind extrem stark. Bis ins hohe Alter bleiben die Menschen dort in ihren Familien und nehmen gemeinsam mit ihnen aktiv am Leben teil.

Anbei habe ich sieben Tipps für Sie zusammengefasst, die Ihnen zeigen, was wir uns konkret von den Bewohnern der Blue Zones abschauen können:

🗹 **Essen Sie Pflanzen!** Die über hundertjährigen Bewohner der Blue Zones essen extrem wenig Fleisch – im Durchschnitt gerade einmal fünfmal pro Monat. An Proteinen scheint es ihnen dennoch nicht zu mangeln – ganz im Gegenteil: Sie gewinnen hochwertiges Eiweiß aus Hülsenfrüchten wie Linsen, Soja oder Bohnen.

🗹 **Die 80%-Regel:** Auf Okinawa gibt es ein jahrtausende altes Mantra namens „Hara hachi bu". Es besagt, dass man aufhören soll zu essen, sobald man sich zu 80 Prozent satt fühlt. Und das macht auch Sinn, da – wie Sie ja bereits wissen – unser Sättigungsgefühl erst nach etwa 20 Minuten einsetzt. Wenn man sich direkt nach dem Essen zu 100 Prozent satt fühlt, hat man sich meist bereits überessen.

🗹 **Tägliche Bewegung:** Hat zwar nichts mit Ernährung zu tun, ist für ein gesundes Leben aber dennoch unabdingbar: Ausreichend Bewegung! Damit ist jedoch nicht gemeint, dass Sie zum Leistungssportler werden sollen – das sind die wenigsten alten Menschen. Vielmehr sollten Sie darauf achten, dass Sie sich jeden Tag an der frischen Luft bewegen, also beispielsweise spazieren gehen, Fahrrad fahren oder einfach nur ein wenig Gartenarbeit verrichten.

🗹 **Finden Sie Ihren Sinn des Lebens:** Das nennt man auf Okinawa „Ikigai". In Nicoya hingegen nennt man es „plan de vida". Wie auch immer man dazu sagt – die Message dahinter bleibt die gleiche: Man soll seinem Leben einen Sinn geben und stets einen guten Grund haben, morgens aufzustehen.

🗹 **Abschalten:** Tatsächlich kann uns kurzfristiger Stress sogar leistungsfähiger machen und uns zu Höchstleistungen antreiben. Langfristiger Stress hingegen ist jedoch schädlich für unsere Gesundheit und macht auf Dauer sogar krank. Daher sollten Sie sich immer wieder Momente der Ruhe gönnen und beispielsweise auch Ihre Mahlzeiten bewusst und ohne Ablenkung, Stress und Grübeln zu sich nehmen.

🗹 **Ein Gläschen Wein darf's sein:** Zwar ist Alkohol in Massen extrem schädlich für den Körper und aus gesundheitlicher Sicht überhaupt nicht empfehlenswert – allerdings muss man auch nicht päpstlicher als der Papst leben. Sogar die Bewohner der Blue Zones trinken ab und an ein Glas Rotwein. Man kann also festhalten: Die Menge macht's!

⯐ **Family First:** Für ein glückliches Leben ist es wichtig, dass man auch Menschen um sich hat, die man liebt und die einen glücklich machen. Auch die Bewohner der Blue Zones beweisen, wie wichtig ein familiäres Umfeld und gutes Zusammengehörigkeitsgefühl sind.

Sie sehen also: Nicht nur in Sachen Ernährung können wir uns in Bezug auf ein glückliches und gesundes Leben einiges von den Bewohnern der Blue Zones abschauen. Nun wollen wir unsere kleine Weltreise allerdings noch ein wenig fortsetzen und uns von weiteren Ernährungsgewohnheiten aus vier anderen Ländern inspirieren lassen.

Spanien und Italien

In Spanien leben europaweit durchschnittlich die ältesten Menschen der Welt. Sie werden im Durchschnitt 83,5 Jahre alt, während die durchschnittliche Lebenserwartung in Deutschland bei gerade einmal 81 Jahren liegt. Doch wieso leben die Spanier insgesamt länger? Die Wissenschaft ist sich einig: Das haben sie ihrer Ernährung zu verdanken – der sogenannten Mittelmeerdiät. Davon haben Sie ja bereits gehört. In Spanien ernährt man sich also überwiegend von Obst, Gemüse, frischen Kräutern, Olivenöl und eher wenig Fleisch. In Deutschland hingegen greift nur jeder zweite Haushalt täglich zu Obst und Gemüse – in Spanien ist mindestens eine tägliche Portion davon selbstverständlich.

Eine ganz besonders große Rolle spielt in der spanischen Küche das Öl – und genau davon können wir uns eine Scheibe abschneiden. Während wir in Deutschland nämlich überwiegend Sonnenblumenöl benutzen, machen es die Spanier besser und greifen auf Olivenöl zurück. Sonnenblumenöl hat nämlich eine extrem unausgewogene Fettsäurenbalance zwischen Omega-3 und Omega-6-Fetten, was einen Anstieg von entzündungshemmenden Stoffen im menschlichen Körper zur Folge haben kann. Olivenöl hingegen punktet mit seinen ungesättigten Fettsäuren, die Herz und Gefäße schützen und außerdem sogar das Brustkrebsrisiko senken! Zu verdanken ist dies den im Olivenöl enthaltenen Polyphenolen, die auch eine entzündungshemmende Wirkung haben.

Besonders in dem landestypischen Gericht „Gazpacho" darf reichlich Olivenöl nicht fehlen. Es handelt sich bei dem Gericht um eine kalte Suppe mit viel frischem Gemüse und damit wertvollen Nährstoffen: frische Tomaten, Paprika, Gurken, Zwiebel und Knoblauch werden zusammengemixt und abschließend mit einer Prise Salz und Olivenöl abgeschmeckt.

Italien steht – was die Lebenserwartung in Europa anbelangt – übrigens auf Platz 2. Kein Wunder, schließlich wird auch hier, sehr ähnlich wie in Spanien, mediterran gekocht: Viel Gemüse und viel Olivenöl mit wenig Fleisch, dazu einige Espressi am Tag und abends ein Glas Rotwein stehen hier auf dem Speiseplan.

Schweden

Schweden gilt in ganz Skandinavien als das gesündeste Land. Und auch hier sind sich Wissenschaftler einig, dass die Ernährung hierbei eine wichtige Rolle spielt. Bereits beim Frühstück tun die Schweden schon etwas für ihre Gesundheit: Das sogenannte Havregrynsgröt erfreut sich dort großer Beliebtheit. Im Grunde handelt es sich dabei einfach um Haferbrei mit frischen Beeren – dazu wird die traditionelle Dickmilch „Filmjölk" gereicht. Diese tut der Darmflora ganz besonders gut, da sie reichlich Milchsäurebakterien beinhaltet.

Häufig essen die Schweden – ähnlich wie in Deutschland (hier wird viel Toastbrot oder Weizenbrötchen gegessen) – auch einfach eine Scheibe Knäckebrot. Allerdings besteht die – anders wie in Deutschland – aus Vollkorngetreide. Damit hat das schwedische Knäckebrot viel mehr gesunde Ballaststoffe. Wir in Deutschland tun uns hingegen schwer, mit den Weißbrot-Varianten unseren täglichen Bedarf an

Ballaststoffen zu decken. Dieser liegt bei 30 Gramm – der Durchschnittsdeutsche schafft es aber gerade einmal auf 23 Gramm.

Auch landet bei den Schweden viel häufiger Fisch auf dem Teller als hier bei uns in Deutschland – kein Wunder, da es Seen und Meer in Schweden im Überfluss gibt. Der ausgeprägte Fischverzehr könnte einer der Gründe dafür sein, dass es in Schweden nachweislich weniger Herz-Kreislauf-Erkrankungen gibt. Vor allem Seefisch beinhaltet nämlich wertvolle und schützende Omega-3-Fettsäuren.

Außerdem sind die Schweden echte Konservierungs-Künstler! Das liegt vor allem daran, dass die dortige Esskultur schon immer von langen, kalten Wintern und nur kurzen Sommern geprägt war. Die Schweden waren also schon immer gezwungen, sich für den Winter mit reichlich Essen einzudecken. Traditionell wird dort fast alles eingelegt, geräuchert, getrocknet oder gebeizt: Äpfel, Beeren, Pilze, Gemüse, Fleisch und Fisch. Der Vorteil dieser natürlichen Konservierung ohne Zusatzstoffe: Die Lebensmittel schmecken intensiver und sind um einiges gesünder.

Israel

Eine Küche, die man oft gar nicht im Blick hat, ist die israelische Küche. Dabei können wir uns auch von dieser einiges abschauen! Das Besondere an der israelischen Küche ist die große Vielfalt und die Bandbreite der dortigen Aromafülle. In Israel wird viel mit Gewürzen und frischen Kräutern gearbeitet. Hierzu zählen: Bahart, Anis, Kreuzkümmel, Kardamom, Zimt, Paprika, Sumach und Zaatar.

Davon sollten wir uns unbedingt eine große Scheibe abschneiden, denn: Gewürze und Kräuter verfeinern Mahlzeiten nicht nur, sondern sind sie auch echt gesund! Kardamom zum Beispiel hilft gegen gestressten Magen, Anis hingegen kann Verdauungsbeschwerden lindern.

Die Stars der israelischen Küche sind allerdings ganz klar Kichererbsen, Shakshuka und Falafel. Vor allem Kichererbsen sind ein unverzichtbarer Bestandteil, da sie die Grundlage für Hummus oder Falafel bilden.

Der Vorteil an Hülsenfrüchten: Sie enthalten sehr viel Eiweiß und Ballaststoffe. Das israelische Nationalgericht ist das sogenannte „Shakshuka". Das Pfannengericht besteht aus Tomaten, Paprika, Knoblauch, Zwiebeln, Olivenöl und Eiern. Serviert wird es häufig bereits zum Frühstück.

Sie sehen also: Wir können uns in Hinblick auf gesunde Ernährung noch einiges von unseren Nachbarn abschauen! Probieren Sie doch gerne auch mal unbekannte Rezepte aus fernen Ländern aus – ein Geschmacks-Abenteuer ist damit garantiert!

Manchmal muss man eben im wahrsten Sinne des Wortes ein wenig über den Tellerrand blicken!

Die gesündesten Lebensmittel der Welt

Sie haben nun schon wahnsinnig viel zum Thema gesunde Ernährung gelernt – sogar eine kleine Reise um die Welt haben wir gemacht. Nun wollen wir uns aber nochmal aufs Wesentliche konzentrieren: Auf die Lebensmittel. Denn die Auswahl an gesunden Lebensmitteln ist RIESIG! Im Grunde ist das ja auch das Tolle daran: Es gibt unendlich viele Kombinationsmöglichkeiten und Essen wird dadurch nie langweilig! Aber zugegeben: Diese große Auswahl kann einen auch überfordern.

Grundsätzlich gilt natürlich: Essen Sie so viel frisches, buntes und unterschiedliches Gemüse und Obst wie nur möglich. Einige Gemüse- und Obstsorten sollten allerdings besonders oft auf Ihrem Teller landen. Wieso? Na, weil sie hinsichtlich gesundheitsfördernder Eigenschaften aus der Masse hervorstechen und uns mit besonders vielen Nährstoffen versorgen und damit auch ganz besonders gesund für uns sind!

Ganz besonders wichtig ist dabei, dass das Verhältnis zwischen Nährstoff- und Energiedichte eines Lebensmittels stimmt. Je mehr Nährstoffe, also Mineralstoffe, Vitamine und sekundäre Pflanzenstoffe, ein Lebensmittel enthält, desto besser. Gleichzeitig sollten Lebensmittel eine geringe Energiedichte haben und aus vielen Ballaststoffen und Wasser bestehen. Wichtig ist zudem auch, dass die Lebensmittel keine Inhaltsstoffe beinhalten, die schädlich für die Gesundheit sind. Gemeint sind damit unter anderem gesättigte Fettsäuren, Salz, Transfette und Cholesterin.

Auf Grundlage dieser Kriterien habe ich für Sie zehn Lebensmittel ausgewählt, die zu den gesündesten der Welt zählen! Welche unglaublich gesunden und leckeren Lebensmittel ich meine, lesen Sie jetzt!

Brokkoli

Tatsächlich zählt das grüne Gemüse zu den gesündesten Lebensmitteln der Welt. 100 Gramm Brokkoli haben gerade einmal 34 Kalorien – dafür aber andere wichtige Inhaltsstoffe wie Eiweiß und reichlich Ballaststoffe.

Außerdem ist Brokkoli reich an sekundären Pflanzenstoffen und Antioxidantien, die sich auf unsere Gesundheit höchst positiv auswirken. Regelmäßiger Brokkoli-Verzehr kann Entzündungen lindern und sogar vor Krebs schützen!

Zudem enthält Brokkoli zahlreiche Mineralstoffe und Vitamine. Wussten Sie zum Beispiel, dass bereits 45 Gramm Brokkoli etwa 70 Prozent unseres täglichen Vitamin C Bedarfs abdecken? In ebenso hohen Mengen enthält Brokkoli auch Vitamin K, Kalium, Folsäure und viele weitere Mineralstoffe. Besonders für gesunde Knochen und eine stabile Blutgerinnung ist Vitamin K von Bedeutung. Für Frauen, die einen Kinderwunsch haben oder bereits schwanger sind, ist die ausreichende Aufnahme von Folsäure unerlässlich. Zur Aufrechterhaltung unseres normalen Blutdrucks benötigen wir das im Brokkoli enthaltene Kalium.

Grünkohl

Auch Grünkohl ist in Sachen Gesundheit eine echte Wunderwaffe! Lange galt das grüne Gemüse als langweilige und eher altertümliche Hausmannskost – mittlerweile feiert es jedoch (zum Glück) ein Comeback und ist mittlerweile eine beliebte Zutat für beispielsweise grüne Smoothies. Und das ist auch gut so, denn: Grünkohl ist unter den grünen Blattgemüsen eines der gesündesten überhaupt!

In 100 Gramm Grünkohl steckt bereits die doppelte Menge des Tagesbedarfs an Vitamin C und sogar der dreifache Tagesbedarf an Vitamin A! Es wird sogar noch besser: 100 Gramm des Blattgemüses enthalten mehr als den 10-fachen Tagesbedarf an Vitamin K. Zudem ist Grünkohl ein herausragender Lieferant von Calcium, Kupfer, Kalium, Magnesium und noch zahlreichen anderen Nährstoffen.

Zwar gilt grünes Blattgemüse generell als sehr gesund, allerdings enthält beispielsweise Spinat sogenannte Oxalsäure, die dazu führen kann, dass weniger Mineralstoffe im Darm aufgenommen werden. Außerdem enthält auch Grünkohl, ähnlich wie Brokkoli, zahlreiche Antioxidantien, die laut Wissenschaft das Risiko, an Krebs zu erkranken, vermindern können. Grünkohl sollte also in keinem grünen Smoothie fehlen und regelmäßig auf Ihrem Teller landen!

Blaubeeren

Sie sind nicht nur unglaublich lecker, sondern auch unglaublich gesund: Blaubeeren. Manche Forscher gehen sogar so weit, sie als das gesündeste Obst überhaupt zu bezeichnen. In erster Linie liegt das an ihrer hohen Nährstoffdichte sowie ihrer antioxidativen Kapazität. Die in den Blaubeeren enthaltenen Antioxidantien sind besonders wirksam im Kampf gegen schädliche freie Radikale. Sie gelangen über die Blut-Hirn-Schranke direkt in unser Gehirn und können dort ihre ganze Schutzwirkung entfalten. Kein Wunder also, dass der Verzehr von Blaubeeren auch die Gedächtnisleistung, vor allem bei älteren Menschen, verbessern kann!

Darüber hinaus konnten bereits zahlreiche Studien zeigen, dass sich der regelmäßige Verzehr bei übergewichtigen Menschen blutdrucksenkend auswirkt, das Herz-Kreislauf-System schützt und daher eine gesundheitsfördernde Wirkung hat.

Fettreicher Fisch

Wenn es um tierische Lebensmittel geht, hat eindeutig Fisch die Nase vorn. Als ganz besonders gesund gelten fettreiche Seefische wie der Lachs, die Makrele, der Hering, Sardinen oder Sardellen. Im Gegensatz zu anderen tierischen Produkten enthalten sie die mehrfach ungesättigten Omega-3-Fettsäuren EPA und DHA, die wichtig für unser Wohlbefinden und unsere körperliche Gesundheit sind.

Die beiden Stoffe sorgen für einen gesunden Cholesterinspiegel und wirken zudem entzündungshemmend. Außerdem schützen sie sowohl unsere Augen als auch unser Gehirn vor degenerativen Erkrankungen. Auch bei psychischen Erkrankungen wie Depressionen kann fettreicher Seefisch eine heilende Wirkung haben.

Aus den eben genannten Gründen empfiehlt die Deutsche Gesellschaft für Ernährung, dass an etwa ein bis zwei Tagen pro Woche etwa 70 Gramm fettreicher Fisch verzehrt werden soll. Wer sich vegetarisch oder vegan ernährt, sollte auf pflanzliche Alternativen mit ähnlichen Nährstoffzusammensetzungen zurückgreifen.

Knoblauch

Hätten Sie gedacht, dass auch Knoblauch zu den gesündesten Lebensmitteln der Welt zählt? Er verleiht Gerichten also nicht nur einen unverkennbaren Geschmack, sondern tut auch noch unserem Körper richtig gut!

Knoblauch ist reich an Vitamin C, B1, B6, Kupfer, Selen, Mangan und Kalium. Der typische Knoblauchgeruch kommt übrigens von schwefelhaltigen Verbindungen wie Allicin.

Es ist sogar wissenschaftlich erwiesen, dass Personen, die häufig Knoblauch essen, seltener an Darm- und Magenkrebs erkranken. Außerdem ist auch Knoblauch in der Lage, den Blutdruck zu senken und den schädlichen LDL-Cholesterinspiegel zu senken. Zugleich sorgt er dafür, dass das „gute" Cholesterin erhöht wird und dadurch das Risiko, an Herz-Kreislauf-Erkrankungen zu erkranken, sinkt.

Walnüsse

Nüsse gelten ja im Allgemeinen als sehr gesund. Ganz besonders sticht jedoch eine Nuss heraus: Die Walnuss. Sie liefert zahlreiche gesunde Fettsäuren und Ballaststoffe, außerdem ist sie reich an Vitaminen, Mineralien (z.B. Kupfer), Vitamin E, Phosphor und Folsäure. Besonders für die Stärkung des Immunsystems benötigt der Körper Vitamin E. Außerdem hilft das Vitamin bei der Bekämpfung freier Radikale und verstopfter Arterien.

Zudem enthalten Walnüsse eine ganze Menge an bioaktiven Stoffen – die meisten davon befinden sich konzentriert unter der braunen Walnusshaut. Was Walnüsse außerdem so gesund macht, ist ihr hoher Gehalt an ungesättigten Fettsäuren. Ganz besonders gesund soll die Omega-3-Fettsäure ALA sein – sie soll die Herzgesundheit verbessern und eine positive Auswirkung auf die Blutfettwerte haben. Außerdem wird ALA im Körper teilweise zu EPA und DHA umgewandelt – und das wiederum wirkt sich positiv auf die Herzgesundheit aus.

Vollkorngetreide

Seit Anbeginn der Zeit nimmt Getreide einen wichtigen Stellenwert in der menschlichen Ernährung ein. Als ganz besonders gesund gelten die „alten" Getreidesorten: Einkorn, Hafer, Dinkel und Emmer. Sie sollen besonders verträglich sein und stellen eine wertvolle Quelle für wichtige Nährstoffe und komplexe Kohlenhydrate dar. Beim Einkauf von Getreideprodukten sollten Sie unbedingt darauf achten, dass Sie zu Vollkornprodukten greifen. Denn nur Vollkornprodukte liefern ausreichend Ballast- und Nährstoffe wie Vitamin B2, Folsäure, Zink, Magnesium und Eisen. Der Vorteil von Vollkornprodukten gegenüber Produkten aus raffiniertem Mehl: Vollkornprodukte helfen dabei, den Blutzuckerspiegel zu senken und gleichzeitig das Risiko, an Diabetes Typ 2 zu erkranken, so gering wie möglich zu halten. Ein weiterer Vorteil: Vollkornprodukte machen viel länger satt, was dazu führt, dass man langfristig weniger und kalorienreduzierter isst. Außerdem sind Vollkornprodukte dafür bekannt, dass sie vor Krebsarten wie Darmkrebs schützen können, entzündungshemmend wirken, die Darmflora positiv beeinflussen und das Risiko senken, an Herzkrankheiten zu erkranken.

Hülsenfrüchte

Leider werden Hülsenfrüchte wie Linsen, Kichererbsen, Bohnen, grüne Erbsen oder Sojaprodukte oft maßlos unterschätzt und in der deutschen Küche eher weniger eingesetzt – dabei steckt doch so viel Gutes in ihnen!

Hülsenfrüchte sind nämlich ein hervorragender Eiweißlieferant und eignen sich deshalb optimal als Proteinquelle für Vegetarier und Veganer. Sie enthalten zudem viele wertvolle Ballaststoffe, Eisen und B-Vitamine.

Wenn Sie also in Zukunft Ihren täglichen Eiweißbedarf decken wollen, greifen Sie zu Hülsenfrüchten. Die darin enthaltenen Ballaststoffe machen zudem auch länger satt und unterstützen die Verdauung. Gleichzeitig senken sie den Blutzuckerspiegel, was dazu führt, dass Sie weniger Heißhungerattacken erleiden werden. Auch Diabetes Typ 2 und Übergewicht können mit Hilfe von Hülsenfrüchten vorgebeugt werden. Außerdem enthalten Hülsenfrüchte wie zum Beispiel Sojabohnen sogenannte Isoflavone. Diese können nachweislich das Risiko senken, an Brust- oder Prostatakrebs zu erkranken!

Kartoffeln

Auch Kartoffeln werden leider viel zu oft unterschätzt. Dabei ist dieses „einfache" Lebensmittel zugleich auch eines der gesündesten und vielfältigsten überhaupt! Kartoffeln liefern nämlich große Mengen an Magnesium, Kalium, Mangan und Kupfer. Und auch für Vitamin C sind sie eine hervorragende Quelle – vielen ist das nur ganz einfach nicht bekannt.

Außerdem gut zu wissen: Kartoffeln sind tatsächlich das sättigendste Lebensmittel der Welt! Zu verdanken haben sie das vor allem ihrem hohen Wasseranteil. Ein kleiner Tipp für alle, die das „Beste" aus ihren Kartoffeln herausholen möchten: Lagern Sie die Kartoffeln über Nacht im Kühlschrank! Dadurch bleibt die resistente Stärke enthalten, die beispielsweise die Darmflora extrem verbessern kann und damit eine extrem gesundheitsfördernde Wirkung hat.

Leinsamen

Last but not least möchte ich Ihnen als eines der gesündesten Lebensmittel der Welt die Leinsamen vorstellen. Sie zählen weltweit zu den gesündesten Fettlieferanten überhaupt und sind zugleich auch noch sehr günstig zu erhalten. Da freut sich also sogar der Geldbeutel! Leinsamen enthalten extrem viele ungesättigte Omega-3-Fettsäuren (zum Beispiel Alpha-Linolsäure) und weitere sekundäre Pflanzenstoffe. Wer regelmäßig Leinsamen zu sich nimmt, unterstützt damit seine Verdauung und hilft dabei, das Risiko für Diabetes, Herzinfarkt, Schlaganfall und zahlreiche Krebserkrankungen zu senken.

Leinsamen liefern zudem eine beträchtliche Menge an Vitamin B1, Magnesium und Kupfer. Sie enthalten wichtige Pflanzenstoffe, die eine antioxidative Wirkung besitzen und damit vor verschiedenen Krebsarten schützen. Verantwortlich sind dafür unter anderem die sogenannten Lignane, die sich in Leinsamen bis zu 800 Mal häufiger finden als in anderen Lebensmitteln.

Schon ein Esslöffel voller geschroteter Leinsamen pro Tag reicht aus, um von den positiven Auswirkungen dieser zu profitieren. Mischen Sie sie doch zum Beispiel unters Müsli oder geben Sie einen Löffel in Ihren Smoothie!

Natürlich gibt es neben den eben genannten Lebensmitteln noch zahlreiche andere gesunde Lebensmittel, die regelmäßig auf Ihrem Teller landen sollten. Die oben genannten Lebensmittel bieten Ihnen jedoch einen guten Anhaltspunkt dafür, was regelmäßig auf Ihrem Teller landen sollte und aus welchen grundlegenden Bestandteilen sich Ihre Ernährung zusammensetzen sollte.

All diese Lebensmittel sind wirklich wunderbar – ihre Magie entfalten sie allerdings erst in Kombination miteinander. Denn vergessen Sie nicht eine der wichtigsten Regeln: Essen Sie bunt und abwechslungsreich! Denn eine gesunde Ernährung wird ganz besonders durch Vielfalt gekennzeichnet. Die Faustregel lautet: „Je mehr bunte Lebensmittel wir essen und desto weniger verarbeitet diese sind – umso besser!"

Versuchen Sie also ruhig auch mal, Ihre Ernährungsroutine aufzubrechen und integrieren Sie neue, unbekannte Lebensmittel in Ihre Mahlzeiten! Oder kombinieren Sie Ihre Lebensmittel doch einfach mal ganz neu! Ich bin mir sicher, Ihnen wird dazu einiges einfallen!

Gesundes Essen für jeden Teil Ihres Körpers

„K"arotten sind gut für die Augen, Milch macht die Knochen stark", hat meine Oma immer gesagt. Aber was ist dran an diesen Aussagen? Was wir bereits wissen: Wer sich vielfältig, bunt und natürlich ernährt und dabei ausreichend gesunde Kohlenhydrate, Fette und Eiweiße zu sich nimmt, bleibt gesund und fit. Doch man kann tatsächlich auch noch einen Schritt weiter gehen und die eigene Gesundheit ganz GEZIELT fördern. Denn: Es gibt tatsächlich Lebensmittel, die bestimmten Körperteilen und Organen ganz besonders guttun und sogar heilsame Stoffe beinhalten. Um welche Lebensmittel es sich hierbei handelt, möchte ich Ihnen nun zeigen.

Lebensmittel für einen gesunden Darm

Über 30 Billionen Bakterien tummeln sich in unserem Darm – kein Wunder also, dass dieser für unsere Gesundheit eine so große Rolle spielt. Allerdings nicht nur für unsere körperliche Gesundheit, sondern auch für unsere geistige! Ist die Darmflora aus dem Gleichgewicht, wirkt sich das negativ auf zahlreiche Aspekte aus: Auf unser Energielevel, unseren Geist und unser körperliches Wohlbefinden.

Ein langfristiges Ungleichgewicht der Darmflora kann sogar die Entstehung von Depressionen, Übergewicht oder anderen Funktionsstörungen begünstigen. Daher sollten wir uns unbedingt mit unserer Darmgesundheit auseinandersetzen und Lebensmittel zu uns nehmen, die die GUTEN Darmbakterien bei ihrer Arbeit unterstützen. Diese sind nämlich dafür zuständig, dass aus den aufgenommenen Lebensmitteln alle wichtigen Nährstoffe und Vitamine absorbiert werden. Außerdem spielt der Darm eine große Rolle in Bezug auf unser Immunsystem. Schauen wir uns also einmal genauer an, welche Lebensmittel wir zu uns nehmen können, um unsere Darmflora zu unterstützen oder gar zu stärken, falls sie im Ungleichgewicht ist.

Besonders gut eignen sich hierfür fermentierte Lebensmittel, zu denen unter anderem auch Sauerkraut gehört. Weitere fermentierte Produkte, die probiotisch sind – also zahlreiche gute Darmbakterien enthalten –, sind Tempeh, Rohmilch-Joghurt, Kimchi und lange gereifte Käsesorten. Unerlässlich für eine gesunde Darmflora sind zudem ausreichend Ballaststoffe. Diese fördern die Verdauung, sorgen dafür, dass wir lange satt bleiben und reinigen den Darm von schlechten Bakterien. Hierfür bieten sich folgende ballaststoffreichen Lebensmittel an:

1. Gemüse

2. Leinsamen, Flohsamenschalen, Chia-Samen

3. Nüsse und Saaten

4. Nuss- und Saatenmehle

5. Beeren und Zitrusfrüchte

Regelmäßig sollten Sie nicht nur probiotische, sondern auch präbiotische Lebensmittel zu sich nehmen. Präbiotika dienen sozusagen als „Futter" für die guten Darmbakterien und helfen diesen so, sich zu vermehren. Wertvolle Präbiotika sind in folgenden Lebensmitteln enthalten:

1. Brokkoli

2. Löwenzahn

3. Spargel

4. Topinambur

5. Algen

6. Knoblauch

7. Rettich

Lebensmittel für eine schöne Haut

Wahre Schönheit kommt von innen – und zwar im wahrsten Sinne des Wortes! Wer sich eine schöne Haut wünscht (und sind wir mal ehrlich: Wer tut das nicht?), sollte nicht nur auf teure Cremes setzen, sondern bei der richtigen Ernährung beginnen. Denn nur so kann man wirklich von innen heraus strahlen und die Haut langfristig gesund, vital und prall halten. Folgende Lebensmittel wirken sich besonders positiv auf die Haut aus:

a. **Karotten:** Die sind nicht nur gut für die Augen, sondern auch für die Haut! Karotten sind nämlich reich an Betacarotin, das die Haut geschmeidig hält. Außerdem stärken Karotten die Hautbarriere, was gegen unreine und fettige Haut helfen kann. Und das Beste: Bereits eine Karotte pro Tag reicht aus, um einen positiven Effekt zu erzielen! Verzehren Sie diese am besten mit etwas Öl, da es sich bei Betacarotin um ein fettlösliches Vitamin handelt.

b. **Paprika, Kohl und Zitrusfrüchte:** Besonders Kohlsorten, Paprika und Zitrusfrüchte enthalten viel Vitamin C – und das ist super wichtig für unsere Haut. Mit Hilfe von Vitamin C können Hautzellschäden nämlich schneller und effektiver repariert werden. Auch Aknenarben können dadurch gelindert werden. Außerdem fördert Vitamin C die Kollagen-Produktion, was für ein stärkeres Bindegewebe sorgt.

c. **Tomaten:** Wer hätte das gedacht! Tomaten sind für ihren extrem hohen Lycopingehalt bekannt – und dieser sorgt wiederum dafür, dass sich unsere Haut besser vor UV-Strahlen schützen und Schadstoffe aus den Zellen filtern kann. Man kann also durchaus sagen, dass Tomaten dabei helfen können, die Hautalterung zu verlangsamen! Besonders viel Lycopin kann unser Körper übrigens dann aufnehmen, wenn die Tomaten kurz gegart werden.

d. **Fetter Fisch:** Dass fetter Fisch gesund ist, wissen wir bereits. Besonders positiv wirkt er sich dank seiner Omega-3-Fettsäuren aber auf unsere Haut aus: Sie schützen unsere Haut und verleihen ihr einen rosigen Teint. Außerdem wirken sie entzündungshemmend und können die Hautalterung verzögern.

e. **Avocados:** Sie enthalten jede Menge gesunde Fette, Biotin und wertvolle B Vitamine. Schon eine Avocado täglich genügt, um den Körper mit ausreichend Biotin zu versorgen – und genau das ist wichtig für die Haut. Mit ihrem hohen Vitamin E-Gehalt geben Avocados trockener Haut außerdem mehr Spannkraft. Das in der Frucht enthaltende Vitamin A sorgt wiederum dafür, dass fettige Haut und Unreinheiten bekämpft werden. Übrigens: Avocados können nicht nur gegessen werden, sondern auch als Gesichtsmaske echte Wunder vollbringen!

f. **Beeren:** Beeren enthalten unglaublich viele Antioxidantien, die die Haut zur Regeneration und zum Entgiften benötigt. Außerdem sind Radikale wirksam im Kampf gegen freie Radikale. Dadurch schützen sie auch die Zellen vor Schäden. Am besten genießt man die Beeren roh – so entfalten sie nicht nur ihren vollen Geschmack, sondern auch ihre volle Wirkung!

g. **Haferflocken:** Sie enthalten besonders viel Zink, das gegen Entzündungen und Hautun-reinheiten wirksam ist. Außerdem kann Zink auch fettiger Haut und der Entstehung von Unreinheiten vorbeugen. Für eine gesunde Haut ist es also ein Muss!

h. **Grüner Tee:** Besonders wichtig für einen frischen Teint und eine gesunde Haut ist die Aufnahme von ausreichend Flüssigkeit. Wer zu wenig trinkt, trocknet seine Haut im wahrsten Sinne des Wortes aus. Die Folge: Es entstehen Falten und die Haut wird fahl und schlaff. Wem Wasser zu langweilig ist, kann gerne auf grünen Tee zurückgreifen. Dieser enthält neben ausreichend Flüssigkeit nämlich auch wertvolle pflanzliche Stoffe, die entzündungshemmend wirken.

Regeneration für die Lunge

Ja – sogar die Funktion der Lunge kann man mit Hilfe der richtigen Ernährung positiv beeinflussen! Über 200 Millionen Menschen leiden weltweit unter Atemwegserkrankungen, die lebensbedrohlich sind –

Tendenz steigend! Mit den Lebensmitteln, die ich Ihnen nun vorstelle, kann man diese Krankheiten zwar nicht heilen, aber man kann dennoch die Lunge unterstützen und so dafür sorgen, dass solche Krankheiten gar nicht erst entstehen.

1. **Ingwer:** Verschiedene Verbindungen, die in der Ingwerwurzel enthalten sind, sorgen dafür, dass die Funktion der Lunge unterstützt wird. Außerdem wirkt Ingwer entzündungshemmend und die in der Wurzel enthaltenen Öle können sogar helfen, Schleim aus der Lunge zu lösen. Hervorragend schmeckt Ingwer beispielsweise im Tee: Hierfür einfach Wasser aufkochen und geriebenen Ingwer und Zitrone hinzugeben.

2. **Oregano:** Auch Oregano kann bei Problemen mit der Lunge helfen. Denn die in dem Gewächs enthaltenen Stoffe Carvacrol und Rosmarinsäure wirken schleimlösend und anti-histaminisch.

3. **Zwiebeln:** Auch Zwiebeln beinhalten ätherische Öle, die schleimlösend, entzündungs-hemmend und desinfizierend wirken – auch wenn der typische Zwiebelgeruch oft als unan-genehm und als zu scharf wahrgenommen wird.

Lebensmittel für starke Augen

Schon unsere Großmütter wussten es: Karotten sind gut für unsere Augen. Und das stimmt auch tatsächlich! Dass Karotten so gesund für unsere Augen sind, liegt in erster Linie an ihrem hohen Betacarotin-Gehalt, das als Vorstufe von Vitamin A gilt. Dieses Vitamin ist besonders wichtig für unsere Netzhaut, da diese dadurch noch mehr Licht aufnehmen kann und beispielsweise Nachts dafür sorgt, dass wir besser sehen können. Weitere Betacarotin-Lieferanten sind:

1. Süßkartoffeln

2. Paprika

3. Tomaten

4. Mango

Beachten Sie bei der Zubereitung dieser Lebensmittel jedoch unbedingt, dass sowohl Betacarotin als auch Vitamin A fettlöslich sind. Sie sollten diese Lebensmittel also immer in Kombination mit (gesunden) Ölen zu sich nehmen – zum Beispiel mit Olivenöl im Salat.

Neueste Studien zeigen jedoch auch, dass für ein gesundes Auge ganz besonders Omega-3-Fettsäuren wichtig sind. So kann man mit Hilfe der richtigen Ernährung das Risiko, an einer Makula-Degeneration zu erkranken, um etwa 30 Prozent senken. Die Makula ist übrigens ein sehr kleiner Teil des Auges, der ganz besonders gut ernährt werden muss, da sich dort zahlreiche Nährstoffe befinden, die das Auge für den Prozess des Sehens verbraucht. Wer zu wenig Omega-3-Fettsäuren aufnimmt, riskiert, dass sich die Netzhaut negativ verändert und die Durchblutung der Aderhaut im Auge gestört wird. Dies würde schließlich dazu führen, dass wir unscharf und verzerrt sehen. Wertvolle Omega-3-Fettsäuren liefern:

I. Brokkoli

II. Spinat

III. Avocado

IV. Leinöl

V. Seefisch

Lebensmittel für ein fittes Gehirn

Bestimmt ist auch Ihnen dieses Phänomen bereits aufgefallen: Nüsse sind nicht nur besonders gut für unser Gehirn, sondern sehen sie auch noch fast so aus! Die Rede ist von der Walnuss, die jede Menge Lecithin enthält, das vom Körper in Acetylcholin umgewandelt wird – und genau das ist wichtig für unser Nervensystem. Außerdem sorgen die in Walnüssen enthaltenen Antioxidantien dafür, dass eine Einlagerung von Eiweiß im Gehirn stattfindet. Ein weiterer Vorteil von Nüssen: Sie sind schnelle und gesunde Energielieferanten. Wer also einen kleinen

Energieschub braucht, sollte zu einer Handvoll Nüssen greifen, um sich wieder fit zu fühlen.

Doch auch diese Lebensmittel wirken sich positiv auf die Funktionen unseres Gehirns aus:

1. Seefisch

2. Früchte

3. Eier

4. Soja

5. Blattgemüse

6. Hülsenfrüchte

Und nicht zu vergessen: Genug trinken! Denn wie Sie wissen, besteht unser Hirn zum Großteil aus Wasser. Wer also zu wenig trinkt, riskiert eine eingeschränkte Denkleistung.

Lebensmittel für eine funktionstüchtige Leber

Für die Entgiftung des Körpers ist vor allem unsere Leber zuständig. Aus diesem Grund ist es besonders wichtig, dieses Organ gesund und fit zu halten – und am besten geht das eben über die Ernährung. Folgende Nahrungsmittel können die Funktion der Leber unterstützen:

1. **Grapefruits:** Dank ihrer zahlreichen Antioxidantien wirkt sich der Verzehr von Grapefruits positiv auf die Leberreinigung aus. Sie können die Leberfunktion insgesamt verbessern und so zu einer schnelleren Regeneration beitragen.

2. **Knoblauch:** Knoblauch ist vor allem auch wegen seiner entgiftenden Wirkung bekannt. Die darin enthaltenen Inhaltsstoffe sorgen nämlich dafür, dass mehr Leberenzyme aktiviert werden und das wiederum bringt den Entgiftungsvorgang in Schwung.

3. **Grüner Tee:** Wer hätte das gedacht – grüner Tee kann die Leber vor dem „Verfetten" schützen! Die im grünen Tee enthaltenen

Antioxidantien helfen dabei, angesammeltes Fett aufzulösen und anschließend auszuscheiden.

4. **Linsen:** Vor allem der Inhaltsstoff Arginin sorgt dafür, dass die Lebergesundheit verbessert wird. Er fördert nämlich die Ausscheidung von Ammoniak (einem Giftstoff), was zum Schutz der Hirnfunktion und der körperlichen Fitness beiträgt.

5. **Kohl:** Sämtliche Kohlsorten (darunter Rosenkohl, Brokkoli, Rotkohl usw.) wirken extrem reinigend und fördern zudem die Neutralisierung von Giftstoffen.

6. **Tomaten:** Insgesamt wirken Tomaten dank ihres hohen Wassergehalts und dem Inhaltsstoff Tripeptids Glutathion entschlackend und reinigend.

7. **Zitronensaft:** Besonders empfehlenswert ist es, den Tag bereits mit einem Glas Zitronen-Wasser zu beginnen. Zitronen enthalten nämlich jede Menge Vitamin C – und das wiederum kurbelt die Darmaktivität sowie die Gallenfunktion an.

8. **Blattgemüse:** Grünes Blattgemüse (hierzu zählen Spinat, Rucola usw.) regt die Produktion von Gallenflüssigkeit an und kann im Zuge dessen dabei helfen, Schwermetalle, die sich im Körper befinden, zu neutralisieren. Außerdem hilft es dabei, Spuren von Pestiziden, die beispielsweise über unsere Ernährung in unseren Körper gelangt sind, auszufiltern.

9. **Kurkuma:** Kurkuma gibt es sowohl als (gelbes) Gewürz als auch als pure Wurzel. Um den körpereigenen Entgiftungsprozess zu unterstützen, geben Sie zu Ihren Speisen ab und an einen Löffel der gelben Wurzel. Darüber hinaus soll Kurkuma sogar vor verschiedenen Krebsarten schützen!

10. **Rote Bete:** Auch Rote Bete ist dafür bekannt, dass es Schwermetalle aus dem Körper bzw. dem Blut filtern kann und dadurch den Körper

entgiftet. Versuchen Sie daher, Rote Bete regelmäßig in Ihrem Salat unterzubringen!

Lebensmittel für gesunde Nieren

Nicht nur die Leber ist für die Entgiftung des Körpers zuständig – auch die Nieren spielen hierbei eine wichtige Rolle. Um die reinigende Funktion der Nieren zu unterstützen, sind Beeren optimal! Egal ob Erdbeeren, Himbeeren, Heidelbeeren, Brombeeren, Johannisbeeren oder Preiselbeeren – sie alle enthalten wertvolle Antioxidantien, die den körpereigenen Entgiftungsprozess unterstützen und Nierenerkrankungen vorbeugen. Zum Schutz der Nieren werden außerdem folgende Lebensmittel empfohlen:

- **Blumenkohl:** Blumenkohl enthält neben zahlreichen wertvollen Inhaltsstoffen wie Eisen, Kupfer, Kalzium und Zink auch sogenannte Senfölglykoside. Und genau diese chemische Verbindung macht Blumenkohl für unsere Nieren so wertvoll: Laut diversen wissenschaftlichen Studien senken diese nämlich das Risiko, an Nierenkrebs zu erkranken.

- **Ingwer:** Ingwer kann ja gegen so manche Beschwerden helfen und zugleich das Immunsystem stärken. Doch auch unsere Nieren danken den Verzehr: Die im Ingwer reichlich enthaltenen Antioxidantien können nämlich dazu beitragen, dass Nierenschäden, die durch Fruktose ausgelöst wurden, verbessert werden.

- **Äpfel:** „An apple a day keeps the doctor away" – diesen Spruch hat wohl jeder schon einmal gehört. Ganz besonders profitieren von den wertvollen Inhaltsstoffen von Äpfeln auch die Nieren. Das darin enthaltene Pektin schützt nachweislich vor der Entstehung von Nierensteinen. Zudem wird die Nierengesundheit durch die cholesterinsenkende und blutzuckerregulierende Eigenschaft von Äpfeln unterstützt.

- **Zitronensaft:** Wer seinen Nieren etwas Gutes tun möchte, sollte vor allem eins: Viel Wasser trinken! Denn nur so können die Nieren kräftig durchgespült werden und ordentlich entgiften. Noch besser ist es, wenn dieses Wasser auch noch mit wertvollen Inhaltsstoffen angereichert ist, zum Beispiel durch eine Zitrone. Die im Zitronensaft enthaltenen Citrate können überschüssiges Kalzium binden und damit der Entstehung lästiger Nierensteine vorbeugen.

- **Buchweizen:** Buchweizen bietet sich toll als glutenfreier Ersatz für beispielsweise Weizenmehl an. Ein weiterer Vorteil: Buchweizen kann sich positiv auf nierengeschädigte Menschen auswirken!

Lebensmittel für starke Knochen

Bestimmt erinnern Sie sich auch noch an die Versprechungen aus zahlreichen alten Fernsehwerbungen in Bezug auf Milchprodukte: Stets hieß es, dass Milch unsere Knochen stark macht und vor allem Kinder, die sich noch mitten im Knochenwachstum befinden, fleißig Milchprodukte konsumieren sollen. Mittlerweile hat sich die Einstellung zu Milch in weiten Teilen der Bevölkerung etwas verändert. Es kommen immer mehr pflanzliche Milch-Alternativen auf den Markt – zudem warnen Experten vor einem „Überkonsum" von purer Kuhmilch. Dennoch bleiben Milchprodukte tatsächlich die Kalzium-Lieferanten Nummer 1 – denn vor allem Kalzium benötigen unsere Knochen, um stark und gesund zu bleiben. Als besonders gut verträgliche Milchprodukte haben sich übrigens Joghurts herausgestellt. Und auch hin und wieder ein Glas Milch kann gesund sein – hier gilt nur eben auch: Die Masse macht's! Außerdem können Sie Ihre Knochen mit folgenden Lebensmitteln stärken:

• **Makrelen:** Um Kalzium verarbeiten zu können, benötigt der menschliche Körper Vitamin D. In erster Linie wird das natürlich über die Sonne aufgenommen, allerdings sollten Sie auch darauf achten, Vitamin D-haltige Lebensmittel zu konsumieren. Besonders gut eignet sich hierfür die Makrele. Mit ihrem hohen Vitamin D-Gehalt unterstützt sie die Verarbeitung und Einlagerung von Kalzium in den Knochen.

- **Zwiebeln:** Was viele nicht wissen: Zwiebelsaft schützt unsere Knochen. Die helle Flüssigkeit, die bei der Zubereitung von Zwiebeln aus diesen heraustritt, enthält nämlich eine bestimmte Substanz, die knochenabbauende Zellen hemmt und dadurch vor Knochenkrankheiten, wie Osteoporose, schützt.

- **Spinat:** Dass Spinat super gesund ist, wissen Sie bereits. Aber auch in Bezug auf unsere Knochen ist Spinat eine echte Wunderwaffe. Denn: Nur 20 Gramm Spinat decken bereits den Tagesbedarf an Vitamin K, welches essentiell für die Verarbeitung von Kalzium im Körper ist.

- **Sojabohnen:** Während viele Fleisch- und Wurstsorten leider eher Kalziumräuber sind und damit keine positive Funktion für unsere Knochen erfüllen, wirkt sich Tofu, der aus Sojabohnen besteht, durchweg positiv auf unsere Knochen aus. Denn: Er versorgt unseren Körper mit wichtigem Kalzium und Eiweiß. Produkte aus Sojabohnen (z.B. das Fleischersatzprodukt Tofu) sollten also regelmäßig auf Ihrem Teller landen!

Lebensmittel für ein gesundes Herz

Herz-Kreislauf-Erkrankungen zählen in Deutschland nicht nur zu den häufigsten Krankheitsbildern, sondern leider auch zu den häufigsten Todesursachen. Oftmals ändern betroffene Personen infolge dieser Diagnose ihre Ernährungsgewohnheiten – manchmal ist es da allerdings leider schon zu spät. Besser ist, schon so früh wie möglich damit zu beginnen, sich um sein Herz zu kümmern und von Anfang an die richtigen Lebensmittel zu sich zu nehmen. Folgende Lebensmittel stehen in einem ganz besonders hohen Zusammenhang mit der Gesundheit unseres Herzens:

- Lachs

- Hering

- Forelle

- Sardellen

- Äpfel
- Rote Trauben
- Brokkoli
- Grünkohl
- Sonnenblumenöl
- Karotten
- Weizenkeimöl
- Süßkartoffeln

Was all diese Lebensmittel gemeinsam haben: Sie tun Ihnen, Ihrem Herzen und Ihrer Gesundheit gut. Die Omega-3-Fettsäuren, die vor allem in den oben genannten Fischsorten enthalten sind, haben eine schützende Wirkung auf das Herz-Kreislauf-System. Dadurch tragen Sie aktiv zur Prävention von Herzerkrankungen bei.

Der Vorteil von hochwertigen Pflanzenölen: Sie enthalten jede Menge Vitamin E, das die Herzfunktion unterstützt. Generell sollten Sie darauf achten, dass Sie durch den Konsum von möglichst vielfältigem Obst und Gemüse möglichst viele Vitamine zu sich nehmen. Diese stärken nämlich nicht nur das Immunsystem, sondern auch die Funktion des Herzens.

Der Verzicht auf Zigaretten und der sparsame Umgang mit tierischen Fetten, Alkohol und Salz stärkt Ihr Herz zusätzlich!

Gesund essen leicht gemacht 25 leckere und gesunde Rezepte zum Nachkochen

Nun wissen Sie (fast) alles, was es zum Thema „Gesunde Ernährung" zu wissen gibt. Der Grundstein für ein gesundes, glückliches und erfülltes Leben ist also gelegt. Nun ist es aber an der Zeit, das erlernte Wissen über Lebensmittel auch in die Praxis umzusetzen. Und das funktioniert natürlich am besten über schmackhafte und gesunde Rezepte. Natürlich können Sie auch gerne selbst in der Küche kreativ werden und sich austoben – zum Beispiel mit einem leckeren Salat: Fügen Sie einfach das hinzu, worauf Sie und Ihr Körper gerade Lust haben: Gemüse, Nüsse, Samen ... alles ist möglich! Werden Sie kreativ und lernen Sie, wie viel Spaß (gesundes) Kochen machen kann! Anbei möchte ich Ihnen als Inspiration 25 meiner gesunden Lieblings-Rezepte vorstellen. Ich bin mir sicher, auch Sie werden begeistert sein!

Gesunde Frühstücksideen

Wie könnte man besser in den Tag starten als mit einem leckeren und ausgewogenen Frühstück? Immerhin ist es wahnsinnig wichtig, direkt am Tagesanfang reichlich Energie für den restlichen Tag zu tanken. Deswegen dürfen Sie beim Frühstück gerne ausgiebig zugreifen! Natürlich gilt auch für das Frühstück: Es sollte stets ausgewogen sein und den Körper mit wichtigen, Kohlenhydraten, Fetten, Eiweißen und Vitaminen versorgen. Wie das beispielsweise aussehen kann, lesen Sie jetzt!

DER KLASSIKER: HAFERBREI MIT FRISCHEN FRÜCHTEN

2
Port.

10
Min.

leicht

Zutaten

80 g zarte Haferflocken

400 ml Milch (alternativ: pflanzliche Milch z.B. Hafermilch)

60 g Mandelkerne mit Haut

Obst nach Wahl (z.B. frische Beeren)

Salz

Zimt

Nährwerte

370 kcal
Kohlenhydrate: 25 g
Fette: 24 g
Eiweiße: 14 g

1 Erhitzen Sie die Milch, die Haferflocken und eine kleine Prise Salz in einem Topf unter permanentem Rühren. Lassen Sie die Masse anschließend 2 bis 3 Minuten köcheln, bis das Porridge schließlich eine breiige Konsistenz annimmt.

2 Hacken Sie nun die Mandeln in grobe Splitter. Das Porridge geben Sie nun in Schüsseln. Richten Sie dieses mit den Mandeln an und geben Sie das gewaschene Obst (z.B. Beeren) darüber. Bestreuen Sie das Porridge abschließend mit etwas Zimt.

BANANA-PANCAKES MIT HEIDELBEERKOMPOTT

2 Port.　25 Min.　leicht

Zutaten

125 g Heidelbeeren
(entweder frisch
oder tiefgekühlt)
1 reife Banane
30 g Kokosmehl
2 Eier
125 ml Milch
125 g Sahnequark
½ EL Speisestärke
1/8 l Apfelsaft
1 ½ EL Ahornsirup
1 TL Backpulver
Etwas Zimt
3 EL pflanzliches Öl

Nährwerte

520 kcal
Kohlenhydrate: 37 g
Fette: 31 g
Eiweiße: 19 g

1 Waschen Sie zunächst die Heidelbeeren. Anschließend rühren Sie die Stärke mit 1 EL Apfelsaft glatt. Den restlichen Saft kochen Sie mit dem Ahornsirup auf. Rühren Sie anschließend die Stärke unter und lassen Sie die Flüssigkeit weitere 2 Minuten köcheln. Fügen Sie nun die Beeren hinzu und lassen Sie die Masse weiter köcheln. Anschließend nehmen Sie das Kompott von der Herdplatte und lassen dieses erkalten.

2 Schälen Sie nun die Bananen und zerdrücken Sie diese mit einer Gabel. Mischen Sie das Mehl mit dem Backpulver und ¼ TL Zimt. Danach verquirlen Sie die Eier mit der Milch und 2 EL Öl. Die Masse verrühren Sie nun zusammen mit dem Bananenmus und dem Mehl-Mix zu einem glatten Teig.

3 Erhitzen Sie nun 2 EL Öl in einer Pfanne und backen Sie darin die Pancakes. Sobald diese eine goldbraune Farbe angenommen haben, sind sie fertig. Wenden nicht vergessen! Die fertigen Pancakes servieren Sie mit dem Kompott, dem Quark und nach Belieben Bananenscheiben.

GRIECHISCHER ERDBEERTRAUM

2
Port.

10
Min.

leicht

Zutaten

150 g Erdbeeren
200 ml Milch (alternativ pflanzliche Milch, z.B. Hafermilch)
6 EL griechischer Joghurt
80 g Haferflocken
2 EL Honig

Nährwerte

170 kcal
Kohlenhydrate: 17 g
Fette: 10 g
Eiweiße: 12 g

1 Zuerst geben Sie die Haferflocken in ein hohes Glas.

2 Anschließend schichten Sie den Sahnejoghurt sowie die Milch darüber und vermischen die drei Zutaten.

3 Zuletzt toppen Sie das Müsli mit Erdbeeren und Honig.

FRUCHTIGE SMOOTHIE-BOWL

2 Port.   5 Min.   leicht

Zutaten

2 Mangos
2 Bananen
200 g Himbeeren
(frisch oder tiefge-
froren)
60 g frische Beeren
(z.B. Blaubeeren)
40 g Babyspinat
10 g Leinsamen
30 g Haferflocken

Nährwerte

370 kcal
Kohlenhydrate: 72 g
Fette: 4 g
Eiweiße: 8 g

1 Beginnen Sie damit, die Mango vom Stein zu schneiden und diese anschließend zu schälen. Würfeln Sie nun das Fruchtfleisch. Anschließend den Spinat waschen und abtropfen lassen. Auch die Banane schneiden Sie in kleine Stücke.

2 Geben Sie nun die Banane, die Mango, den Spinat und die Himbeeren in einen Mixer und pürieren Sie die Zutaten so lange, bis eine cremige Masse entsteht.

3 Nun füllen Sie die Mischung in eine Schale und toppen Ihre Smoothie-Bowl mit den frischen Beeren, den Leinsamen und den Haferflocken.

HIRSE-BREI MIT APFEL-ZIMT-KOMPOTT

2
Port.

25
Min.

leicht

Zutaten

100 g Hirse
2 säuerliche Äpfel
½ l Sojamilch
1 Zitrone
20 g Mandelstifte
50 g Sojajoghurt
4 EL Agaven-
dicksaft
1 TL Zimt

Nährwerte

470 kcal
Kohlenhydrate: 75 g
Fette: 10 g
Eiweiße: 47 g

1 Beginnen Sie damit, die Hirse mit heißem Wasser abzuspülen und diese anschließend abtropfen zu lassen. Erhitzen Sie anschließend die Sojamilch mit 3 EL Agavendicksaft. Nun geben Sie die Hirse zur Flüssigkeit hinzu und lassen diese bei schwacher Hitze und gelegentlichem Umrühren etwa 15 Minuten lang quellen.

2 Schälen und schneiden Sie in der Zwischenzeit die Äpfel in mundgerechte Stücke. Die Zitrone waschen Sie nun gründlich und reiben die Schale fein ab. Anschließend pressen Sie die Zitrone aus und kochen den Saft der Zitrone mit der Schale in einem kleinen Topf auf. Geben Sie hierzu 1 EL Agavendicksaft und fügen Sie nach und nach die Apfelstücke sowie den Zimt hinzu. Lassen Sie das Ganze etwa 4 Minuten köcheln.

3 Rösten Sie nun die Mandeln ohne Öl in einer Pfanne an, bis diese duften und eine goldbraune Farbe annehmen. Richten Sie den Hirsebrei nun in einer tiefen Schale an: Hierzu geben Sie das Kompott auf den Brei und bestreuen diesen abschließend mit Mandeln und Zimt.

FRUCHTIGES AVOCADOBROT

2 Port.	15 Min.	leicht

Zutaten

1 Granatapfel
1 Becher (veganer) Frischkäse
1 Avocado
4 Scheiben Vollkornbrot
Chiliflocken

Nährwerte

270 kcal
Kohlenhydrate: 22 g
Fette: 16 g
Eiweiße: 11 g

1 Halbieren Sie zunächst den Granatapfel und lösen Sie dessen Kerne aus dem Gehäuse. Dann halbieren Sie die Avocado und lösen das Fruchtfleisch aus der Schale. Den Kern der Avocado entfernen Sie ebenfalls. Schneiden Sie die Avocado nun in Spalten.

2 Nun bestreichen Sie die Brotscheiben mit Frischkäse, nachdem Sie diese knusprig getoastet haben. Die Avocadospalten legen Sie ziegelförmig auf das Brot. Bestreuen Sie das Brot abschließend mit den Chiliflocken und den Granatapfelkernen.

RÜHREI MIT SCHNITTLAUCH UND RÄUCHERLACHS

2
Port.

15
Min.

leicht

Zutaten

1 Bund Schnittlauch
3 Eier
2 EL Milch
1 Packung Kirsch-
tomaten
1 Packung Räucher-
lachs (Bio-Qualität)
Salz
Pfeffer

Nährwerte

290 kcal
Kohlenhydrate: 10 g
Fette: 23 g
Eiweiße: 31 g

1 Waschen Sie zunächst den Schnittlauch gründlich ab und schneiden Sie diesen in kleine Röllchen. Nun verquirlen Sie die Eier mit der Milch, den klein geschnittenen Kirschtomaten und dem Schnittlauch und schmecken die Mischung mit Salz und Pfeffer ab.

2 Erhitzen Sie in einer Pfanne etwas pflanzliches Öl und geben Sie den Eier-Mix hinein. Lassen Sie diesen unter ständigem Rühren langsam stocken. Richten Sie das Rührei zusammen mit dem Räucherlachs an.

Vollwertige Hauptspeisen

Weiter geht's vom super leckeren und vor allem gesunden Frühstück zu einer nicht weniger wichtigen Mahlzeit: Dem Mittagessen. Je nach Bedarf können Sie diese Hauptspeisen aber natürlich auch abends zubereiten. Ich kann Ihnen versprechen: Sie schmecken zu jeder Tageszeit. Und das Beste: Sie können Sie ohne Reue genießen, denn: In allen Rezepten stecken 100 Prozent gesunde und vollwertige Lebensmittel, die Ihren Körper optimal mit allen wichtigen Nährstoffen versorgen. Kleiner Hinweis: Bei den folgenden Rezepten handelt es sich überwiegend um vegetarische und zum Teil auch vegane Rezepte, da im Rahmen einer gesunden Ernährung der Fleischkonsum reduziert werden sollte. Natürlich können Sie all diese Rezepte jedoch auch als Beilage mit etwas Fleisch oder Fisch in Bio-Qualität genießen. Achten Sie nur stets darauf, dass sich Ihr Fleischkonsum Ihrer Gesundheit zuliebe in Maßen hält und probieren Sie ruhig auch mal Fleischalternativen wie zum Beispiel Tofu aus – ich bin mir sicher, Sie werden begeistert sein und „echtes" Fleisch keine Sekunde vermissen!

GELBES CURRY MIT TOFU UND GRÜNEM SPARGEL

2
Port.

20
Min.

leicht

Zutaten

750 g grüner Spargel
1 Bund Radieschen
250 g naturbelasse-
ner Tofu
1 Dose Kokosmilch
2 TL gelbe Cur-
rypaste
20 g Radies-
chensprossen
250 g Vollkornreis
Salz
Pfeffer

Nährwerte

650 kcal
Kohlenhydrate: 18 g
Fette: 22 g
Eiweiße: 22 g

1 Waschen Sie zunächst den Spargel, schneiden Sie die holzigen Enden ab und schneiden Sie den Spargel anschließend schräg in Scheiben. Halbieren Sie die Radieschen und schneiden Sie den Tofu in Würfel. Diesen geben Sie nun mit etwas Öl in einen Wok und erhitzen diesen.

2 Nun braten Sie den Spargel und den Tofu etwa 3 Minuten lang an. Fügen Sie anschließend die Radieschen hinzu und würzen Sie das Gemüse mit Salz und Pfeffer. Nehmen Sie das Gemüse nach etwa 5 Minuten aus dem Wok und geben Sie anstatt dessen die Currypaste sowie die Kokosmilch hinein. Lassen Sie das Ganze für etwa 5 Minuten köcheln und schmecken Sie die Soße anschließend mit Gewürzen und Zitronensaft ab.

3 Geben Sie nun das Gemüse zur Soße und bereiten Sie den Reis nach Packungsanweisung zu. Richten Sie anschließend das Curry auf einem Teller an und garnieren Sie es mit den Sprossen.

ROTE-LINSEN-SALAT MIT FRUCHTIGEM APFEL

2 Port. 20 Min. leicht

Zutaten

200 g rote Linsen
2 Scheiben Voll-
kornbrot
1 Bund Rucola
8 EL Zitronensaft
1 Bund Petersilie
2 Äpfel
Salz
Pfeffer
Agavendicksaft

Nährwerte

370 kcal
Kohlenhydrate: 40 g
Fette: 17 g
Eiweiße: 15 g

1 Beginnen Sie damit, die Linsen in kochendem Wasser für etwa 10 Minuten zu garen. Toasten Sie zudem das Vollkornbrot und verrühren Sie den Zitronensaft mit Salz, Pfeffer und etwas Agavendicksaft. Schlagen Sie zudem das Öl unter. Dann hacken Sie sowohl den Rucola als auch die Petersilie.

2 Gießen Sie nun die Linsen ab und schälen und raspeln Sie die Äpfel fein. Nun vermischen Sie die Linsen mit der Petersilie, dem Rucola, den Apfelraspeln und der vorbereiteten Vinaigrette. Schmecken Sie den Salat nochmals mit Gewürzen ab und geben Sie das getoastete Brot in gewürfelter Form darüber.

LECKERER ERBSENEINTOPF MIT TOFU

2 Port.   30 Min.   leicht

Zutaten

200 g Babyspinat
400 g tiefgekühlte Erbsen
2 Zwiebeln
400 g Tofu
1 Stück Ingwer
1 TL Kreuzkümmel
1 rote Chilischote
2 EL Speisestärke
2 EL pflanzliches Öl
Gewürze (Salz, Pfeffer und Garam Masala)

Nährwerte

290 kcal
Kohlenhydrate: 22 g
Fette: 11 g
Eiweiße: 24 g

1 Waschen Sie den Spinat gründlich und würfeln Sie anschließend den Ingwer und die Zwiebeln. Nun schneiden Sie die entkernte Chilischote in sehr feine Ringe.

2 Schneiden Sie den Tofu in etwa 2 cm große Würfel und würzen Sie diesen mit je 1 TL Salz und Pfeffer. Anschließend wälzen Sie die Würfel in der Speisestärke und geben diese zusammen mit etwas Öl in einen Topf. Braten Sie den Tofu darin so lange an, bis dieser eine goldbraune Farbe annimmt.

3 Nehmen Sie nun den Tofu aus dem Topf und geben Sie den Ingwer, die Chili und die Zwiebel in das bereits heiße Bratenfett. Schwitzen Sie die Zutaten nun mit 2 TL Garam Masala sowie ½ TL Kümmel und etwas Salz an. Nun geben Sie die Erbsen sowie 125 ml Wasser hinzu. Lassen Sie alle Zutaten etwa 5 Minuten garen und heben Sie anschließend den Spinat unter, bis dieser in sich zusammenfällt. Geben Sie abschließend den Tofu zur Masse hinzu. Wahlweise kann zu diesem Eintopf auch Vollkornreis serviert werden!

ZITRONIGES FISCHFILET MIT ZUCCHINIGEMÜSE

2 Port. | 20 Min. | leicht

Zutaten

600 g Fischfilet (z.B. Seelachs)
2 Zucchini
4 Frühlingszwiebeln
1 Zitrone
Petersilie
2 EL Olivenöl
100 ml Fischfond
Salz
Pfeffer

Nährwerte

235 kcal
Kohlenhydrate: 17 g
Fette: 9 g
Eiweiße: 4 g

1 Spülen Sie den Fisch zunächst unter kaltem Wasser ab und tupfen Sie ihn trocken. Anschließend waschen Sie die Zucchini und schneiden sie in kleine Würfel. Die Frühlingszwiebeln schneiden Sie in feine Ringe, die Zitrone pressen Sie aus und reiben die Schale ab. Hacken Sie zudem etwa 4 Stiele der Petersilie klein.

2 Nun erhitzen Sie 1 EL Öl in einer Pfanne und dünsten die Zucchini und die Frühlingszwiebeln darin etwa 3 Minuten an. Würzen Sie das Gemüse mit Salz und Pfeffer und nehmen Sie es vom Herd.

3 In einer weiteren Pfanne erhitzen Sie das restliche Öl und braten darin die Fischfilets von jeder Seite je 2 Minuten goldbraun an. Auch diese würzen Sie mit Salz und Pfeffer.

4 Nehmen Sie den Fisch aus der Pfanne und löschen Sie den Bratensatz mit Fischfond ab. Lassen Sie dies kurz einköcheln und geben Sie anschließend den Zitronensaft sowie den Abrieb der Zitrone hinzu. Ebenfalls mit Salz und Pfeffer abschmecken, mit Petersilie verfeinern und zusammen mit dem Fisch und dem Gemüse servieren.

VOLLKORNPASTA MIT BROKKOLI-PESTO

2
Port.

30
Min.

leicht

Zutaten

100 g Zuckerschoten
500 g Brokkoli
50 g Pistazien
1 Bio-Zitrone
250 g Vollkornnudeln (z.B. Spaghetti)
5 EL Olivenöl
1 Topf Basilikum
100 g Parmesan
Salz
Pfeffer
Agavendicksaft

Nährwerte

760 kcal
Kohlenhydrate: 105 g
Fette: 26 g
Eiweiße: 24 g

1 Bereiten Sie zuerst das Pesto vor, indem Sie das Olivenöl, die gewaschenen Basilikumblätter und den Parmesan in einem Mixer zerkleinern, bis eine homogene Masse entsteht.

2 Nun hacken Sie die Pistazien grob und waschen die Zuckerschoten ab. Lösen Sie außerdem die Brokkoliröschen vom Strunk und raspeln Sie die Schale der Zitrone dünn ab. Pressen Sie den Saft der Zitrone aus.

3 Anschließend kochen Sie die Nudeln nach Packungsanweisung und geben etwa für die letzten 5 Minuten die Hälfte des Brokkolis dazu. Gießen Sie die Nudeln und den Brokkoli nach Ende der Garzeit ab und trennen Sie beides voneinander. Den Brokkoli pürieren Sie nun.

4 Rühren Sie das Püree zusätzlich unter das Pesto. Ebenso verfahren Sie mit dem Zitronensaft und der -schale. Schmecken Sie die entstandene Soße mit Salz, Pfeffer und Agavendicksaft ab.

5 Nun kochen Sie auch den übrigen Brokkoli sowie die Zuckerschoten für etwa 5 Minuten in kochendem Salzwasser. Nun verrühren Sie die Nudeln mit dem Pesto, heben das Gemüse drunter und bestreuen das Gericht abschließend mit den Pistazien.

VEGANES LINSEN-CHILI

2
Port.

20
Min.

leicht

Zutaten

2 Möhren
2 rote Paprikascho-
ten
1 Zwiebel
2 Knoblauchzehen
1 rote Chilischote
125 g rote Linsen
2 EL Olivenöl
1 Dose stückige
Tomaten
1 Dose Kichererb-
sen
1 Dose Kidneyboh-
nen
1 EL Curry
Agavendicksaft
Gewürze (Salz, Pfef-
fer, Paprikapulver)

Nährwerte

320 kcal
Kohlenhydrate: 45 g
Fette: 7 g
Eiweiße: 16 g

1 Zu Beginn werden die Paprika, die Möhren und die Zwiebeln in mundgerechte Stücke geschnitten. Hacken Sie die Knoblauchzehen und schneiden Sie die Chili in feine Ringe.

2 Nun erhitzen Sie etwas Öl in einer Pfanne und dünsten darin das vorbereitete Gemüse für etwa 3 Minuten an. Anschließend mischen Sie die Linsen und das Curry unter und dünsten dieses kurz mit an. Löschen Sie das Ganze dann mit etwa 400 ml Wasser ab und rühren Sie anschließend die stückigen Tomaten unter. Lassen Sie das Ganze aufkochen und anschließend für weitere 15 Minuten köcheln.

3 Geben Sie die Kidneybohnen und die Kichererbsen erst etwa 5 Minuten vor dem Ende der Garzeit zu den restlichen Zutaten. Abschließend schmecken Sie das Gericht nochmals mit Salz, Pfeffer, Paprikapulver und etwas Agavendicksaft ab.

MEDITERRANE BOWL MIT HUMMUS UND QUINOA

2 Port. | 30 Min. | leicht

Zutaten

1 Dose Kichererbsen
125 g bunter Quinoa
1 Knoblauchzehe
1 Zitrone
1 Paprikaschote
200 g Kirschtomaten
1 kleine Salatgurke
½ Glas entsteinte Oliven
1 EL Sesam
Petersilie
½ TL Bio-Gemüsebrühe
2 EL Olivenöl
1 TL Tahini
½ TL Cumin
Salz
Pfeffer

Nährwerte

650 kcal
Kohlenhydrate: 71 g
Fette: 27 g
Eiweiße: 22 g

1 Zuerst lassen Sie den Quinoa nach Packungsanweisung garen. Gießen Sie nun die Kichererbsen ab und würfeln Sie den Knoblauch fein. Anschließend pressen Sie den Saft einer halben Zitrone aus und schneiden die andere Hälfte in Spalten. Legen Sie diese beiseite. Nun lösen Sie die Gemüsebrühe in etwa 3 EL warmem Wasser auf. Danach pürieren Sie die Hälfte der Kichererbsen mit dem Knoblauch, dem Zitronensaft, der Gemüsebrühe, dem Öl, dem Cumin und dem Tahini, bis eine glatte Masse entsteht. Diese würzen Sie mit Salz und Pfeffer.

2 Nun schneiden Sie die Gurke und die Paprika in feine Streifen. Die Kirschtomaten halbieren Sie.

3 Rösten Sie anschließend den Sesam in einer beschichteten Pfanne ohne Öl an, bis dieser duftet. Nun zupfen Sie die Petersilienblätter ab. Die Gurke, die Paprika, die Kirschtomaten, die Oliven und die übrigen Kichererbsen richten Sie nun in einer Schüssel an und garnieren das Ganze mit dem Hummus, den Zitronenspalten, dem Sesam und der frischen Petersilie.

GEFÜLLTE AVOCADO

2 Port.   20 Min.   leicht

Zutaten

1 Zwiebel
2 Paprikaschoten
(z.B. rot und gelb)
1 Zucchini
2 Avocados
1 Knoblauchzehe
1 kleine Chilischote
100 ml Gemüse-
brühe
4 EL Olivenöl
3 EL Tomatenmark
½ Bund Basilikum
1 Bio-Zitrone
Heller Balsamico
Essig
Salz
Pfeffer

Nährwerte

460 kcal
Kohlenhydrate: 14 g
Fette: 40 g
Eiweiße: 6 g

1 Die Zwiebel, den Knoblauch, die entkernte Chilischote, die Zucchini und die Paprika in kleine Würfel schneiden. Anschließend erhitzen Sie etwas Öl in einer Pfanne und braten das Gemüse darin etwa 5 Minuten an. Geben Sie nun das Tomatenmark hinzu und schwitzen Sie alles kräftig an. Anschließend löschen Sie das Gemüse mit der Brühe ab und lassen das Ganze etwa 3 Minuten köcheln. Mit Salz und Pfeffer abschmecken.

2 Nun halbieren Sie die Avocados und entfernen sowohl die Schale als auch den Kern. Die einzelnen Hälften rösten Sie nun in der Pfanne mit etwas Olivenöl an.

3 Abschließend mischen Sie die Basilikumblätter, die Zitronenschale und etwa 1 EL Essig unter das Gemüse. Befüllen Sie schließlich die Avocado-Hälften damit.

GEMÜSEPFANNE MIT HÄHNCHEN

2 Port.

25 Min.

leicht

Zutaten

300 g Bio-Hähn-
chenbrustfilet
1 Zucchini
2 Paprika (rot und
gelb)
1 Zwiebel
2 Frühlingszwiebeln
1 Knoblauchzehe
½ TL Paprika edel-
süß
½ TL Currypulver
Olivenöl
Salz
Pfeffer

Nährwerte

410 kcal
Kohlenhydrate: 31 g
Fette: 17 g
Eiweiße: 22 g

1 Schneiden Sie das Hähnchen in Würfel und marinieren Sie das Fleisch anschließend in Paprikapulver, Currypulver, Salz, Pfeffer und Olivenöl und lassen es kurz ziehen. Braten Sie das Fleisch nun mit dem Öl kurz an. Nehmen Sie es dann aus der Pfanne und stellen Sie es zur Seite.

2 Schneiden Sie nun das Gemüse in mundgerechte Stücke und braten Sie in einer Pfanne erst die Zwiebeln, den Knoblauch und die Frühlingszwiebeln an und geben Sie anschließend die Paprika und die Zucchini hinzu. Dünsten Sie diese so lange, bis diese bissfest sind. Würzen Sie das Ganze mit Salz und Pfeffer.

3 Kurz vor Ende der Garzeit geben Sie das Fleisch hinzu und schmecken nochmal alles mit Gewürzen ab.

SALBEI-KARTOFFELSPALTEN MIT QUARK UND KIRSCHTOMATEN

2 Port.

30 Min.

leicht

Zutaten

600 g Kartoffeln
120 g Kirschtomaten
200 g Magerquark
2 EL Aiwar
4 Stiele Salbei
2 EL Olivenöl
Salz
Pfeffer
Agavendicksaft

Nährwerte

390 kcal
Kohlenhydrate: 51 g
Fette: 11 g
Eiweiße: 20 g

1 Zuerst waschen Sie die Kartoffeln gründlich, anschließend schneiden Sie diese in Spalten und erhitzen währenddessen etwas Öl in einer Pfanne. Darin braten Sie die Spalten bei mittlerer Hitze etwa 10 Minuten lang an, bis diese von allen Seiten knusprig sind.

2 Waschen Sie nun die Tomaten, halbieren Sie diese und geben Sie sie nach etwa 5 Minuten zu den Kartoffelspalten in die heiße Pfanne. Auch den gehackten Salbei geben Sie für die letzten 2 Minuten mit in die Pfanne.

3 Zuletzt verrühren Sie den Quark mit dem Aiwar und schmecken die Mischung mit Gewürzen ab. Richten Sie alles auf einem Teller an.

DINKEL-AUFLAUF MIT GEMÜSE

2 Port.   25 Min.   leicht

Zutaten

250 g Dinkel
800 g buntes Ge-
müse nach Wahl
(z.B. Paprika, Karot-
ten, Zucchini, Brok-
koli, Kohlrabi)
1 Zwiebel
2 EL Sonnenblu-
menöl
1 EL Vollkornmehl
2 TL Sojamehl
250 ml Milch (alter-
nativ: pflanzliche
Milch)
75 g geriebener Käse
Salz
Pfeffer
Muskatnuss

Nährwerte

570 kcal
Kohlenhydrate: 58 g
Fette: 35 g
Eiweiße: 17 g

1 Zuerst lassen Sie den Dinkel nach Packungsanweisung in kochendem Salzwasser
quellen. Anschließend schälen und würfeln
Sie die Zwiebel und schneiden das restliche
Gemüse in mundgerechte Stücke. Nun garen
Sie das Gemüse in einer Pfanne mit etwas Olivenöl.

2 Geben Sie nun etwas Öl in einen Topf und
rühren Sie das Vollkornmehl langsam unter.
Geben Sie unter permanentem Rühren die
Milch langsam dazu und rühren Sie so lange
weiter, bis eine homogene Masse entsteht.
Das Ganze mit Salz und Pfeffer abschmecken.

3 Etwa 2/3 der Soße verrühren Sie nun mit
dem Dinkel und dem Gemüse. Die restliche
Soße vermengen Sie mit dem Sojamehl.

4 Die Gemüse-Dinkel-Masse geben Sie nun in
eine Auflaufform und gießen die restliche
Soße darüber. Bestreuen Sie den Auflauf zudem mit dem Käse und backen Sie das Ganze
bei etwa 200 Grad für 20 Minuten.

Naschen ohne Reue

Sie denken beim Thema „Naschen" oder Nachspeise immer direkt an ungesundes Essen? Dann lassen Sie sich jetzt vom Gegenteil überzeugen! Denn es gibt unglaublich viele leckere und gesunde Alternativen zu den herkömmlichen Zuckerbomben aus dem Supermarkt. Die süßen Rezepte, die ich Ihnen nun vorstellen möchte, erhalten ihre Süße durch ausschließlich natürliche Zutaten, z.B. Datteln. Sie werden staunen, was damit alles möglich ist! Am besten probieren Sie diese gesunden Rezepte, die nicht nur herrlich schmecken, sondern auch unserem Körper etwas Gutes tun, direkt einmal aus!

KAKAO-PRALINEN MIT DATTELSÜßE

2
Port.

25
Min.

leicht

Zutaten

100 g getrocknete
Datteln (ohne Stein)
50 g Haferflocken
3 EL Kakao-Nibs
(erhältlich in jedem
Bio-Laden)
40 g zuckerfreie
Zart-
bitterschokolade
2 EL Orangensaft
1 TL Kokosöl

Nährwerte

100 kcal
Kohlenhydrate: 12 g
Fette: 4 g
Eiweiße: 2 g

1 Zunächst hacken Sie die Datteln grob und zerkleinern diese mit etwa 35 g Haferflocken, 2 EL Kakao-Nibs und dem Orangensaft in einem Mixer. Die Masse füllen Sie nun in eine Schüssel um und kneten dort die restlichen Haferflocken unter.

2 Formen Sie aus der Masse schließlich 15 bis 20 kleine Kügelchen und stellen Sie diese anschließend im Kühlschrank kalt. Nun bereiten Sie die Glasur vor, indem Sie die Zartbitterschokolade im heißen Wasserbad zusammen mit dem Kokosöl schmelzen. Die Glasur verteilen Sie nun über den Kügelchen. Streuen Sie die restlichen Kakao-Nibs über die noch feuchte Glasur und lassen Sie diese abschließend gut trocknen.

KOKOSMILCHREIS

2
Port.

30
Min.

leicht

Zutaten

1 Vanilleschote
400 ml Kokosmilch
(ungesüßt!)
240 ml Reisdrink
180 g Milchreis oder
Rundkornreis
2 EL Agaven-
dicksaft
Kokosflocken
Frische Erdbeeren
Kakao-Nibs
Salz

Nährwerte

421 kcal
Kohlenhydrate: 67 g
Fette: 25 g
Eiweiße: 7 g

1 Schneiden Sie die Vanilleschote der Länge nach auf und kratzen Sie das Mark heraus. In einem Topf kochen Sie die Kokosmilch, den Reisdrink, eine Prise Salz und den Reis auf. Lassen Sie das Ganze bei geringer Hitze und unter Rühren etwa 25 Minuten köcheln.

2 Geben Sie zum Schluss den Agavendicksaft sowie das Vanillemark und einige Kokosflocken zum Milchreis und füllen Sie diesen in kleine Schälchen.

3 Toppen Sie den Milchreis mit frischen Erdbeeren, Kokosflocken und Kakao-Nibs.

NUSSIGE RIEGEL AUS KERNEN UND CHIA

2 Port. 20 Min. leicht

Zutaten

100 g gemischte
Kerne (z.B. Sonnen-
blumen- und Kür-
biskerne)
1 TL Sesam
1 TL Chia-Samen
100 g Agaven-
dicksaft
2 EL Honig

Nährwerte

220 kcal
Kohlenhydrate: 14 g
Fette: 7 g
Eiweiße: 9 g

1 Legen Sie vorab ein Backblech mit Backpapier aus und rösten Sie anschließend die Kerne ohne Fett in einer Pfanne, bis diese anfangen zu duften.

2 Lassen Sie nun den Agavendicksaft zusammen mit dem Honig in einer Pfanne bei schwacher Hitze karamellisieren. Hierbei die Zuckermasse nicht umrühren, sondern vielmehr die Pfanne schwenken.

3 Anschließend rühren Sie die Kerne und Samen (Chia und Sesam) unter. Gießen Sie die Masse nun zügig auf das Backblech und streichen Sie diese glatt. Lassen Sie die Masse gut auskühlen und fest werden und zerteilen Sie sie anschließend in Riegel.

BANANEN-HAFER-KEKSE

2
Port.

20
Min.

leicht

Zutaten

2 reife Bananen
100 g Haferflocken
30 g Kakao-Nibs

Nährwerte

210 kcal
Kohlenhydrate: 38 g
Fette: 8 g
Eiweiße: 12 g

1 Zerdrücken Sie zunächst die Bananen, bis eine breiige Masse entsteht und rühren Sie anschließend die Haferflocken und die Kako-Nibs vollständig unter.

2 Nun legen Sie ein Backblech mit Backpapier aus und geben die Bananenmasse portionsweise darauf, indem Sie kleine Taler mit einem Durchmesser von etwa 5 bis 7 cm formen.

3 Backen Sie die Kekse bei 200 Grad für etwa 10 bis 15 Minuten im Backofen und lassen Sie sie vor dem Verzehr gut auskühlen.

SCHOKO-CHIA-PUDDING MIT BANANE

2 Port. 10 Min. + 1 h Kühlzeit leicht

Zutaten

300 ml Kokosmilch (ungesüßt!)
3 EL Chia-Samen
2 TL Vanilleextrakt
3 - 4 EL Ahornsirup
1 Avocado
3 - 4 sehr reife Bananen
3 EL Kakaopulver
3 sehr reife Bananen
Salz

Nährwerte

470 kcal
Kohlenhydrate: 78 g
Fette: 40 g
Eiweiße: 14 g

1 Verrühren Sie die Kokosmilch mit den Chia-Samen, dem Vanilleextrakt und 2 EL Ahornsirup. Lassen Sie den Pudding mindestens eine Stunde im Kühlschrank quellen.

2 Geben Sie nun die geschälte und entkernte Avocado zusammen mit 2 geschälten Bananen, 2 EL Ahornsirup, Kakaopulver und einer Prise Salz in den Mixer und mixen Sie. Auch diese Masse lassen Sie am besten mindestens eine Stunde im Kühlschrank ruhen.

3 Für die Bananenschicht zerdrücken Sie die übrige Banane zu einem Brei.

4 Zum Servieren füllen Sie zuerst das Schokomousse in ein hohes Glas, gefolgt von der Bananencreme und dem Chia-Pudding. Toppen Sie das Dessert nach Belieben mit Bananenscheiben und Kakaonibs.

PISTAZIEN-CRANBERRY-BALLEN

2
Port.

25
Min.

leicht

1 Beginnen Sie damit, die Pistazien und die Cashewkerne jeweils getrennt voneinander fein zu hacken. Hacken Sie ebenso die Datteln. Geben Sie alle Zutaten bis auf die Pistazienkerne nun in einen Mixer und zerkleinern Sie diese darin sehr fein, bis eine homogene Masse entsteht. Geben Sie bei Bedarf etwa 2 TL heißes Wasser hinzu, um die Masse formbarer zu machen.

2 Formen Sie nun aus etwa 2 TL Masse je eine kleine Kugel und wälzen Sie diese in den fein gehackten Pistazienkernen.

Zutaten

100 g Pistazienkerne
150 g Cashewkerne
100 g getrocknete Cranberrys
200 g getrocknete Softdatteln (bereits entsteint)

Nährwerte

670 kcal
Kohlenhydrate: 58 g
Fette: 35 g
Eiweiße: 27 g

DER KLASSIKER: BANANENBROT

2
Port.

10 Min.
+ 50
Min.Back-
zeit

leicht

1 Schälen Sie die Bananen und zerdrücken Sie diese anschließend zusammen mit dem Apfelmus zu einer Masse. Fügen Sie den Honig und die Eier hinzu und verrühren Sie alles miteinander.

2 Vermischen Sie in einer separaten Schüssel das Mehl mit dem Backpulver und dem Zimt und geben Sie die Mehl-Mischung anschließend zum Bananenmus. Vermengen Sie alles gut, bis ein Teig entstanden ist. Heben Sie anschließend die Nüsse unter und füllen Sie den Teig in eine geeignete Backform (Kastenform).

3 Backen Sie das Bananenbrot bei etwa 180 Grad für 50 Minuten im Ofen und lassen Sie es vor dem Verzehr gut auskühlen.

Zutaten

4 sehr reife Bananen
120 g ungesüßtes Apfelmus
2 Eier
2 EL Honig
250 g Dinkelvollkornmehl
½ Packung Backpulver
1 TL Zimtpulver
60 g gehackte Walnüsse (alternativ: Mandeln)
Salz

Nährwerte

180 kcal
Kohlenhydrate: 27 g
Fette: 5 g
Eiweiße: 5 g

Gesunde Snacks für den kleinen Hunger zwischendurch

Dieses Gefühl kennt wohl jeder: Es ist mitten am Nachmittag, die letzte Mahlzeit liegt schon wieder viel zu lang zurück und die nächste Mahlzeit ist noch nicht in Sicht – und doch hat man Hunger oder zumindest Lust auf einen Snack. Keine Sorge! Das ist ganz normal! Snacken kann sogar gesund sein – vorausgesetzt, man greift zu den richtigen Snacks. Bei welchen Snacks Sie beherzt zugreifen dürfen, möchte ich Ihnen nun zeigen! Das sind meine Top 10 Lieblings-Snacks, die ohne schlechtes Gewissen genossen werden dürfen und außerdem in jedem Supermarkt erhältlich sind:

1. **Nüsse:** Nüsse sind immer eine gute Idee! Egal ob Walnüsse, Mandeln oder Cashews – sie alle sind sehr lecker und liefern gesunde Fette und Ballaststoffe. Achten Sie allerdings darauf, dass die Nüsse ohne Fett geröstet und zudem ungesalzen sind!

2. **Datteln:** Datteln eignen sich nicht nur hervorragend zum Süßen von Süßspeisen, sondern auch als süßer Snack zwischendurch. Wem das zu langweilig ist, der kann die Datteln beispielsweise auch in Nussmus tunken und genießen!

3. **Trockenobst:** Wem Datteln generell zu süß sind, der kann auch auf anderes Trockenobst zurückgreifen. Aber Achtung: Auch hier sollten Sie darauf achten, dass kein zusätzlicher Zucker zugeführt wurde!

4. **Zartbitterschokolade (Kakaogehalt mind. 85 Prozent):** Schokolade gilt häufig als Dickmacher – das stimmt so allerdings nicht.

Denn wer auf einen hohen Kakaogehalt setzt, tut seinem Körper sogar noch etwas Gutes! Die meisten Zartbitterschokoladen sind außerdem auch noch vegan.

5. **Frisches Obst:** Die wohl gesündeste Alternative bei Heißhunger auf Süßes: Obst. Deswegen sollten Sie auch immer etwas Obst im Haus haben, auf das Sie in einem solchen Fall zurückgreifen können.

6. **Frisches Gemüse, beispielsweise in Stick-Form:** Auch Gemüsesticks können ein leckerer Snack sein. Am besten bereiten Sie hierzu einen leckeren Dip aus Quark und frischen Kräutern zu.

7. **Gemüse-Chips:** Wer auf gar keinen Fall auf Chips verzichten möchte, sollte mal Gemüse-Chips als Alternative zu den herkömmlichen Chips, die mit vielen Zusatzstoffen versehen sind, probieren. Oder: Chips direkt selber machen!

8. **Gefriergetrocknetes Obst:** Noch nie gehört? Dann sollten Sie das schnellstmöglich probieren! Schmeckt nämlich herrlich frisch und leicht! Außerdem bleiben durch den Gefrierprozess wichtige Inhaltsstoffe im Obst enthalten.

9. **Popcorn, am besten ungezuckert:** Auch Popcorn muss nicht zwingend ungesund sein. Im Grunde wird es erst durch den ganzen zugesetzten Zucker zur ungesunden Kalorienfalle. Probieren Sie es deswegen doch auch mal „pur"!

10. **Tee**: Hört sich erst mal langweilig an, aber tatsächlich kann auch Tee (natürlich ohne Zucker) Heißhungerattacken lindern. Probieren Sie sich doch mal durch das mittlerweile riesige Sortiment – mit Sicherheit ist da auch etwas für Sie dabei! Kleiner Tipp: Wer seinen Tee aufpimpen möchte, kann frisches Obst oder Kräuter hinzufügen und bei Bedarf natürlich auch einen kleinen Löffel Honig.

Ernährungstrends und -mythen – was ist dran?

Fast jeder hat schon von mindestens einem dieser Mythen gehört: Abends nach 18 Uhr bloß nichts mehr essen – das macht nämlich dick! Und ganz besonders schlimm sind natürlich die bösen Kohlenhydrate – Finger weg! Ach ja, und vergessen Sie nicht Ihre täglichen Superfoods und Vitaminpräparate ... die braucht man heutzutage einfach!

Doch was ist wirklich dran an diesen unzähligen Mythen rund um gesunde Ernährung? Um das herauszufinden, wollen wir die einzelnen Mythen doch mal genauer unter die Lupe nehmen!

Mythos 1: Abends essen macht dick

Von diesem Mythos hat wohl fast jeder schon einmal gehört: Abends essen macht dick. Vor allem Menschen, die gerne abnehmen würden, leben häufig auch nach diesem Prinzip und verzichten abends auf Essen. Natürlich hat sich daher auch die Wissenschaft bereits mit diesem Mythos auseinandergesetzt. Mittlerweile gibt es zahlreiche Studien und Untersuchungen, die genau dieser Frage nachgehen: Macht Essen abends wirklich dick? Tatsächlich sind sich die Wissenschaftler bei diesem Thema nicht wirklich einig. Viele vertreten die Meinung, dass abends essen nicht unbedingt dicker macht, jedoch zu einem unruhigeren Schlaf führt, da der Körper dadurch nachts mit Verdauungs- und Verarbeitungsprozessen beschäftigt ist.

Die Deutsche Gesellschaft für Ernährung vertritt in dieser Sache die Meinung, dass es nicht entscheidend ist, WANN gegessen wird, sondern WIE VIEL. Sie gehen also davon aus, dass Essen abends nicht automatisch dicker macht als zu anderen Uhrzeiten. Entscheidend sei viel mehr, wie viel Energie man über den kompletten Tag verteilt zu sich nimmt und verbraucht.

Im Umkehrschluss bedeutet das: Wer generell zu viel isst, wird zunehmen – unabhängig davon, ob dieses Essen abends oder tagsüber zu sich genommen wird. Das Abendessen komplett wegzulassen, ist also auch keine Lösung. Empfehlenswert ist es jedoch dennoch, ein leichtes und ausgewogenes Abendessen zu sich zu nehmen, das der Körper gut verarbeiten kann und das einem nicht „schwer im Magen liegt".

Mythos 2: Light-Produkte machen schlank

Bereits der Name dieser Produkte lässt vermuten: Sie sind leichter, gesünder und enthalten weniger Fett, Energie und Zucker. Eigentlich eine gute Sache – oder? Nun ja, nicht unbedingt. Zwar enthalten Produkte, für die mit dem Spruch „weniger Zucker" geworben wird, zwar meist tatsächlich weniger Zucker, allerdings wird der Zucker dann häufig durch andere Stoffe ersetzt, zum Beispiel durch Süßstoffe. Und diese wiederum sind nicht wirklich gesund für uns und unseren Körper, denn sie können zu zahlreichen gesundheitlichen Nebenwirkungen führen. Außerdem sorgen sie dafür, dass wir uns immer mehr an diesen künstlich süßen Geschmack gewöhnen und uns natürliche Süße nicht mehr schmeckt. Außerdem wirken einigen Süßstoffe sogar appetitanregend. Dasselbe Problem begegnet uns häufig auch beim Thema „weniger Fett": Anstelle von Fett sind dem Produkt andere künstliche Zusatzstoffe beigefügt worden, zum Beispiel Aromen oder Geschmacksverstärker. Wissenschaftliche Studien zeigen außerdem, dass Produkte, die weniger Fett oder weniger Zucker enthalten, meist dennoch den selben Energiegehalt enthalten wie die herkömmlichen Produkte.

Fazit: Light-Produkte sind also NICHT besser als die herkömmlichen Produkte. Generell sollten Sie bekanntlich ja darauf achten, möglichst unverarbeitete Produkte zu sich zu nehmen – und genau das trifft auf Light-Produkte ganz und gar nicht zu.

Mythos 3: Kohlenhydrate machen dick

Auch dieser Mythos hält sich richtig hartnäckig: Kohlenhydrate machen dick. Häufig ist sogar von den „BÖSEN Kohlenhydraten" die Rede. Aber stimmt das? Eigentlich können Sie sich diese Frage, nach allem was Sie bisher über gesunde Ernährung gelernt haben, selbst beantworten. Natürlich sind nicht ALLE Kohlenhydrate böse und natürlich braucht unser Körper neben Eiweiß und Fett auch Kohlenhydrate – sie stellen immerhin die Hauptnährstoffquelle unserer Ernährung dar! Natürlich sollten wir dennoch darauf achten, WELCHE Kohlenhydrate wir zu uns nehmen, denn hier gibt es entscheidende Unterschiede. Was viele nämlich nicht auf dem Schirm haben: Auch der weiße Haushaltszucker zählt zu den Kohlenhydraten. Allerdings handelt es sich hierbei um sehr einfache, leicht verdauliche und damit eher ungünstige Kohlenhydrate, die bezwecken, dass der Blutzuckerspiegel sehr schnell ansteigt und auch wieder absinkt, was dazu führt, dass man nicht lange satt bleibt und schon bald wieder Hunger bekommt. Besser ist es, auf komplexe Kohlenhydrate zurückzugreifen, die zum einen länger satt halten und den Körper zum anderen mit vielen wertvollen Nährstoffen versorgen. Der Blutzuckerspiegel steigt dadurch viel langsamer an und wir bleiben länger satt. Letztendlich kommt es also auch hier darauf an, WELCHE Kohlenhydrate wir zu uns nehmen. Bei Kohlenhydraten aus Gemüse, Vollkornprodukten oder Kartoffeln brauchen wir jedoch kein schlechtes Gewissen zu haben! Sie enthalten wertvolle Vitamine und Mineralstoffe, die sich auf unsere Gesundheit rundum positiv auswirken.

Mythos 4: Superfoods sind ein MUSS, da sie sogar Krankheiten heilen können

Die sogenannten Superfoods sind aktuell in aller Munde. Die Rede ist von Chia-Samen, Goji-Beeren, Matcha- oder Acaipulver. Sie sollen besonders gesund sein und sogar heilende Kräfte haben. Aber stimmt das auch?

Tatsache ist: Ja, Superfoods sind sicherlich gesund. Allerdings sind einige Behauptungen wissenschaftlich nicht belegt, zum Beispiel, dass sie Krankheiten heilen können oder BESONDERS gesund (also gesünder als herkömmliche Nüsse, Samen und Früchte) sind. Man kann also festhalten: Superfoods sind gesund, haben aber sehr wahrscheinlich keine

Superkräfte, die herkömmliches Obst und Gemüse nicht auch haben. Außerdem sind Superfoods meist sehr teuer, da sie häufig aus weit entfernten Ländern kommen und importiert werden müssen. Wer seinem Geldbeutel etwas Gutes tun möchte und trotzdem nicht auf „Superfoods" verzichten möchte, der sollte ganz einfach zu unseren heimischen Superfoods greifen. Dazu zählen Beeren, Rote Bete, Leinsamen, Brokkoli ... und so ziemlich jedes andere Obst und Gemüse!

Mythos 5: Vitaminpräparate ersetzen Obst und Gemüse

Eine Sache ist klar: Wir Menschen brauchen Vitamine, um gesund und fit zu bleiben. Und da wir diese nicht selbst herstellen können, müssen wir sie über die Nahrung aufnehmen. Daher lautet die Empfehlung: Täglich mindestens fünf Portionen Obst und Gemüse! Manche Menschen greifen anstatt dessen allerdings lieber zu Vitamin-Pillen. Kommt doch auf dasselbe raus – oder etwa nicht?! Leider nein! Das große Problem an Vitamin-Präparaten ist, dass sie Vitamine völlig isoliert enthalten. Eine Banane essen und eine Tablette schlucken, sind also doch zwei völlig unterschiedliche Dinge und nicht miteinander vergleichbar. Manche Wissenschaftler warnen sogar vor dem übermäßigen Konsum von Nahrungsergänzungsmitteln, zu welchen Vitamin-Präparate zählen. Laut der DGE könne jeder Mensch ausreichend Vitamine zu sich nehmen, indem er genügend Obst und Gemüse verzehrt – und zwar auf ganz natürliche Art und Weise und ohne teure und künstliche Tabletten! Vergessen darf man hierbei jedoch nicht, dass es auch durchaus Situationen gibt, in denen die Einnahme von Ergänzungsmitteln sinnvoll ist, zum Beispiel während einer Schwangerschaft, der Stillzeit, bei chronischen Erkrankungen, bei älteren Menschen oder wenn man auf bestimmte Lebensmittel verzichtet. So sollten beispielsweise Vegetarier und Veganer Vitamin B12 zu sich nehmen, da sie dies nicht ohne Fleisch aufnehmen können. Grundsätzlich macht es allerdings Sinn, sich in Sachen Nahrungsergänzungsmittel von einem Arzt beraten zu lassen und nicht einfach willkürlich Tabletten zu schlucken.

Mythos 6: Einmal täglich MUSS warm gegessen werden

Bei vielen Menschen hat sich das längst so eingebürgert: Eine warme Mahlzeit am Tag muss sein. Aber muss sie das wirklich auch aus gesundheitlicher Sicht? Sie können es sich vielleicht bereits denken: Nein. Auf die Temperatur einer Mahlzeit kommt es tatsächlich nicht an. Viel wichtiger ist der Grad der Ausgewogenheit einer Mahlzeit und das gesunde Gleichgewicht aus Eiweißen, Fetten, Kohlenhydraten, Mineralstoffen und Vitaminen. Wie Sie bereits gelernt haben, kann sogar das Gegenteil der Fall sein: Viele Lebensmittel verlieren durch Hitze sogar ihre wertvollen Inhaltsstoffe. Greifen Sie daher nach Möglichkeit immer auf eine möglichst schonende Zubereitungsart zurück. Auch beachten sollten Sie jedoch, dass manche Lebensmittel in rohem Zustand nicht genießbar sind und daher unbedingt erhitzt werden müssen. Hierzu zählen zum Beispiel Kartoffeln, Hülsenfrüchte oder auch Geflügelfleisch.

Mythos 7: Der Mensch braucht Fleisch

Zugegeben – dieser Mythos wurde im Laufe dieses Buches bereits ein wenig entkräftet. Zudem ist es auch kein Geheimnis, dass es immer mehr Vegetarier und Veganer gibt, die sich bester Gesundheit erfreuen. Und das ist kein Zufall, denn auch wissenschaftliche Untersuchungen zeigen: Der Mensch kann auch ohne Fleisch wunderbar überleben, hat teilweise sogar gesundheitliche Vorteile. Durch die wahnsinnig große Vielfalt an Lebensmitteln, die heutzutage vorherrscht, ist der Mensch schon längst nicht mehr auf Fleisch angewiesen. Alle wichtigen Nährstoffe können auch aus pflanzlichen Produkten gewonnen werden. Einzig und allein Vitamin B12 sollten Veganer zusätzlich in Form eines Ergänzungsmittels konsumieren, da dies in Pflanzen kaum vorhanden ist.

Na, wie viele dieser Mythen hatten Sie bisher selbst für wahr gehalten? Ich hoffe, ich konnte bei einigen Mythen für mehr Klarheit sorgen. Und falls Sie sich in Zukunft doch einmal unsicher sein sollten, ist mein Tipp für Sie: Hören Sie – im wahrsten Sinne des Wortes – auf Ihr Bauchgefühl!

Die richtige Ernährung ist kein Hexenwerk – im Grunde weiß unser Körper sowieso ganz genau, was er möchte. Wir müssen nur genau genug hinhören! Die 10 Gebote gesunder Ernährung haben Sie ja bereits in aller Ausführlichkeit kennengelernt. Ich möchte sie Ihnen aber abschließend auch gerne nochmal gesammelt als „Faustregeln" mit auf den Weg geben:

1. Essen Sie natürlich
2. Essen Sie mehr Pflanzen
3. Essen Sie so bunt wie möglich
4. Essen Sie mehr Fisch statt Fleisch
5. Kochen Sie schonend
6. Essen Sie die richtigen Kohlenhydrate
7. Essen Sie gesunde Fette und Eiweiße
8. Essen Sie die richtige Portionsgröße und hören Sie auf, wenn Sie satt sind
9. Essen Sie achtsam und genießen Sie
10. Trinken Sie ausreichend Wasser

Zu guter Letzt ...

„**D**u bist, was du isst" – diesen Spruch kennen Sie bereits. Doch vielleicht hat er sich im Laufe dieses Buches für Sie etwas verändert? Versuchen Sie, sich doch noch einmal daran zurückzuerinnern, wie Sie diese fünf Worte zu Beginn wahrgenommen haben. Vielleicht wussten Sie da noch nicht genau, welch große Bedeutung sie haben? Und nun horchen Sie in sich hinein und überlegen Sie nochmal ganz genau, wie Sie diesen kurzen Satz nun bewerten würden.

Was wir festhalten können: Ob wir ein gesundes Leben führen, liegt ganz allein in unserer Hand. Es hängt im wahrsten Sinne des Wortes damit zusammen, mit was wir unseren Körper „füttern": Versorgen wir ihn mit hochwertigen, frischen, gesunden und nährstoffreichen Lebensmitteln, so wird er uns mit viel Energie und Gesundheit belohnen. Geben wir ihm allerdings nur ungesunde, stark verarbeitete und qualitativ minderwertige Produkte, so werden wir auch hierfür irgendwann die Rechnung zahlen müssen: Auf Dauer wird unser Körper krank werden und keine Energie mehr haben.

Natürlich gibt es neben einer gesunden Ernährung auch noch andere Faktoren, die zu einem gesunden Leben beitragen. Hierzu zählen zum Beispiel ausreichend Bewegung und ein gesunder Lebensstil – also zum Beispiel wenig Alkohol, nicht Rauchen und ausreichend Schlaf. Doch mit der richtigen Ernährung steht und fällt alles – vergessen Sie das nicht! Ich bin mir jedoch sehr sicher, dass Sie bereits auf dem besten Weg sind! Immerhin haben Sie sich dafür entschieden, dieses Buch zu lesen und so mehr über eine gesunde Ernährung zu erfahren. Nun liegt es an Ihnen, alle Tipps und Tricks aus diesem Buch auch in die Tat umzusetzen. Ich kann Ihnen versprechen: Es ist gar nicht schwer und Sie werden schon bald mit mehr positiver Energie dafür belohnt! Erfahren Sie am eigenen Leib, wie viel Spaß eine gesunde Ernährung macht und wie positiv sie sich auf ALLE Bereiche in Ihrem Leben auswirken wird.

Ich möchte Ihnen auf Ihrer Reise alles erdenklich Gute wünschen und ganz besonders möchte ich Ihnen eine Weisheit mit auf den Weg geben, die Sie nie vergessen sollten:

> *„Wer nicht jeden Tag etwas für seine Gesundheit aufbringt, muss eines Tages sehr viel Zeit für die Krankheit opfern." – anonym*

In diesem Sinne: Machen Sie es gut und vergessen Sie nicht, auf Ihr Bauchgefühl zu hören!

Literaturverzeichnis:

• „Ben-Avraham D et al (2017) The GH receptor exon 3 deletion is a marker of male-specific exceptional longevity associated with increased GH sensitivity and taller stature. Sci Adv 3(6):e1602025. https://doi.org/10.1126/sciadv.1602025".

• „Bertelsmann Stiftung (Hrsg) (2006) Wegweiser Demographischer Wandel 2020. Analysen und Handlungskonzepte für Städte und Gemeinden. Bertelsmann Stiftung, Gütersloh."

• „Bosch J, Gerstein HC, Dageneis GR et al (2012) Original article: n–3 fatty acids and cardiovascular outcomes in patients with dysglycemia. Orig. Trial Investig. https://doi.org/10.1056/nejmoa1203859. (June 11, 2012)"

• „Bundeszentrale für politische Bildung (2020) Die soziale Situation in Deutschland. Entwicklung der Lebenserwartung. http://www.bpb.de/nachschlagen/zahlen-und-fakten/soziale-situation-in-deutschland/"

• „Cassidy A et al (2010) Associations between diet, lifestyle factors, and telomere length in women. Am J Cin Nutr 91:1273–1280"

• „Chros-Bou M, Fung TT, Prescott J et al (2019) Mediterranean diet and telomere length in Nurses health study: population based cohort study. BMJ 349:667"

• „Deutsche Gesellschaft für Ernährung (2021) https://www.dge.de"

• „Dyerberg J, Bang HO (1979) Haemostatic function and platelet. Polyunsaturated fatty acids in Eskimos. Lancet 2(8140):433–435"

• „Dyerberg J et al (1975) Fatty acid composition of the plasma lipids in Greenland Eskimos. Am J Clin Nutr 28(9):958–966"

• „Farzaneh-Far R et al (2019) Association of marine omega-3 fatty acid levels with telomeric aging in patients with coronary heart disease. JAMA 303:250–257"

• „Fodor GJ, Helis E, Yazdekhasti N, Vohnout B (2014) Fishing for the origins of the „Eskimos and heart disease" story. Facts or wishful thinking? A review. Can J Cardiol 30:864–868"

• „Franke H (1987) Hoch- und Höchstbetagte: Ursachen und Probleme des hohen Alters. Springer, Berlin"

• „Flindt R (1988) Biologie in Zahlen. Spektrum Akademischer, Frankfurt a. M."

• „Gesundheitsportal (2021) https://www.gesundheit.gv.at/leben/ernaehrung/inhalt"

• „„Kreesig RW (2009) Warum altert die Muskulatur (Muscle Aging). Aktuel Ernährungsmed 34:259–262"

• „Nurses health study: population based cohort study. BMJ 349:667"

• „Kruse A (2015) Wenn die Nation ergraut. Aktuel Ernahrungsmed 40(1):52–54"

• „Lairon D et al (2009) Nutrigenetics: links between genetic background and response to mediterranean-type diets. Public Health Nutr 12(9A):1601–1606"

- „Möllmann-Bardak A, Kilian H (2014) Armut macht krank! Der Zusammenhang von sozialer Lage und Gesundheit. Ernährungs Umschau 61:M667–671"
- „Pedersen ML (2018) Diabetes mellitus in Greenland. Prevalence, organisation and quality in the management of type 2 diabetes mellitus. Effect of a diabetes health care. Dan Med J 59(2):B438"

- „Rizos EC, Ntzani EE, Bika E, Kostapanos MS, Elisaf MS (2012) Association between omega-3 fatty acid supplementation and risk of major cardiovascular disease events: a systematic review and meta-analysis. JAMA 308:1024–1033"

- „Rott C, d'Heureuse V, Kliegel M et al (2001) Die Heidelberger Hundertjährigen-Studie: Theoretische und methodische Grundlagen zur sozialwissenschaftlichen Hochaltrigkeitsforschung. Zeitschr f Gerontol Geriatr 34:356–364"
- „Sebastiani P, Solovieff N, Puca A et al (2010) Genetic signatures of exceptional longevity in humans. Science. https://doi.org/10.1126/science.1190532 (July)"

- „Sho H (2001) History and characteristics of Okinawan longevity food. Asia Pac J Clin Nutr 10(2):159–164"

- „Simm A (2015) Wie alt bin ich wirklich? Aktuelle Ernahrungsmed 40(1):S23–S26"

- „Uribarri J et al (2007) Circulating glycotoxins and dietary advanced glycation endproducts: two links to inflammatory response, oxidative stress, and aging. J Gerontol A Biol Sci Med Sci 62:427–433"

- „Wennberg M, Bergdahl IA, Hallmans G et al (2011) Fish consumption and myocardial infarction: a second prospective biomarker study from northern Sweden. Am J Clin Nutr 93:27–36"

- „Wiegand U (2009) History and characteristics of Okinawan longevity food. Deutsches Ärzteblatt 106:219"
- „Zentrum der Gesundheit (2021) https://www.zentrum-der-gesundheit.de/ernaehrung/ernaehrungsformen/gesunde-ernaehrung/gesunde-ernaehrung-die-regeln"

- „Zhao LG, Sun JW, Yang Y et al (2016) Fish consumption and all cause mortality, a meta-analysis of cohort studies. Eur J Clin Nutr 70:155–161"

Impressum

Autor: Ben Klarstein
Vertreten durch: Books-World
Herausgeber: Stefan Mähleke
Kontakt: Stefan Mähleke / Conrad-Bühre-Weg 3 / 30890 Barsinghausen
Coverbild: Shutterstock

Printed in Germany
by Amazon Distribution
GmbH, Leipzig

23368895R00084